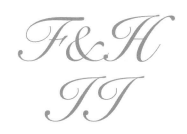

食べ物と健康 II ［食品学各論］

下橋 淳子 編著

坂本 寛　郡司 尚子　小長井 ちづる　高岡 素子　飯村 裕子　山﨑 貴子　大久保 剛　渡辺 敏郎

八千代出版

執筆分担（掲載順）

坂 本　　寛　　　四国大学・四国大学短期大学部教授　　　　1章／3章2.

郡 司　尚子　　　郡山女子大学家政学部准教授　　　　　　　2章1.／3章4.

小長井ちづる　　十文字学園女子大学人間生活学部准教授　　2章2.／2章3.／3章3.

高 岡　素子　　　神戸女学院大学人間科学部教授　　　　　　2章4.

飯 村　裕子　　　常磐大学人間科学部准教授　　　　　　　　2章5.／2章6.

下 橋　淳子　　　駒沢女子大学人間健康学部教授　　　　　　2章7.／2章8.／5章

山﨑　貴子　　　新潟医療福祉大学健康科学部准教授　　　　3章1.

大久保　　剛　　　仙台白百合女子大学人間学部准教授　　　　4章／7章

渡 辺　敏郎　　　園田学園女子大学人間健康学部教授　　　　6章

はしがき

　『食べ物と健康II［食品学各論］』は、栄養士・管理栄養士カリキュラムの専門基礎分野の1つである「食品学各論」の教科書として、食品の分類と成分特性・機能性を中心に、食料と環境問題、食品の加工特性なども取り入れ、日本食品標準成分表2020年版（八訂）に準拠し、編集されている。また、各章ごとにアクティブラーニングに対応した問題を、解説つきの解答とともに掲載したので、復習や知識の確認に利用していただければと思う。

　21世紀に入り、地球温暖化による気候変動や社会における経済状況、流通環境の変化、情報技術や分析機器の発展などを背景に、私たちの食に対する情報や価値観は多様化し、食生活にも大きな影響がもたらされている。このような状況の中で、栄養士・管理栄養士を目指す学生は、科学的根拠に基づいた食品素材の特性を理解することが不可欠である。本書によって、食品の生産から流通、貯蔵、加工を経て、人に摂取されるまでの食品の栄養特性や加工特性および食品の利用に関する正しい知識が得られることを期待している。

　さらに、栄養士・管理栄養士養成課程の学生だけでなく、食育や世界の食料問題、食品ロスなどの問題に取り組む人々にとっても、食品学の面白さ、食品に対する正しい理解を得るための一助となれば幸いである。

　最後に、各章を担当してくださった執筆者の熱意に感謝し、本書の刊行にあたって様々なご配慮をいただいた八千代出版株式会社の関係各位に対し、厚く御礼申し上げる。

2022年3月

執筆者を代表して　　　下橋　淳子

1 章

食料と環境問題

① 食料生産と食料自給率

1）食料事情

　1999 年 7 月に公布、施行された「食料・農業・農村基本法」には食料の安定供給の確保についての記述があり、食料の安全保障について定められている。

　農林水産省では、食料安全保障のために食料安全保障に係る状況の把握、不測時の対応、平時からの安定供給の確保・向上が重要であるという認識に立ち、それぞれ具体的な分析を行っている。表 1-1 の通り、日本において直近の 1 年間で全産業から産出された付加価値の総計、すなわち国内総生産が 538 兆 1600 億円であり、このうち農業・食料関連産業部門が、53 兆 8200 億円、10 ％規模の付加価値を生産している。これらから国家的な経済戦略としての農業・食料関連産業の重要性が見て取れる。

　⑴　**不測時の対応**　　食料安全保障に係る状況のリスクの分析・評価として、災害、異常気象、家畜の伝染病、感染症などのリスク状況下における国内の農林水産物の供給への影響は、年度ごとに評価されている。同時に農林水産物の輸入リスクを分析・評価するために、世界の食料・農産物の需給動向、見通し、アメリカ農務省による穀物等の需給に関する情報も分析・評価している。さらに、供給元が確保されていたとしても小売価格が高いと国民の食生活に支障をきたすことが懸念されるため、農林水産省は食品価格動向調査を実施し、食品の小売価格が高騰していないか、便乗値上げが行われていないか小売価格の情報収集・分析も行っている。食品の小売価格の変動につい

表 1-1　農業・食品関連部門の産業規模

項目		年次 （令和）	単位	直近 データ	前年 （前回）	増減率 （差）（％）
産業規模	産出額	2 年 （第一次年次推計）	兆円	981.74	1,047.42	（▲ 6.3）
	農業・食料関連産業の国内生産額	令和元年 （概算）	兆円	118.48	117.51	（　0.8）
	うち食品産業	〃	〃	101.47	100.45	（　1.0）
	国内総生産（GDP）	2 年 （第一次年次推計）	兆円	538.16	558.49	（▲ 3.6）
	うち農業	〃	〃	4.66	4.80	（▲ 3.0）
	林業	〃	〃	0.23	0.25	（▲ 5.8）
	水産業	〃	〃	0.73	0.72	（　1.4）
	農業・食料関連産業の国内総生産	令和元年 （概算）	兆円	53.82	54.34	（▲ 1.0）
	飲食料の最終消費額	平成 27 年	兆円	83.85	（76.20）	（　10.0）

出典）農林水産省「農林水産基本データ集」
　　　https://www.maff.go.jp/j/tokei/sihyo/index.html

ては、総務省が発表する消費者物価指数や流通業界の POS データ[1] からも情報を得ている。

（2）**平時の対策**　食料安全保障は、必ずしも非常事態が発生してから対応するのではなく、平時から食料の安定供給に関して対策が講じられている。すなわち、国内の農業生産の拡大、安定的な輸入、備蓄の活用ということである。

2）食料需給表（フードバランスシート）

農林水産省が、国際連合食糧農業機関（FAO）の食料需給表作成の手引に準拠して、年度ごとに「食料需給表」を作成する。世界約160カ国が同様の食料需給表を作成しており各国と日本を比較することが可能である。

食料需給表は、わが国で供給される食料の生産から最終消費に至るまでの１年間の総量と、純食料を総人口（当該年度10月１日現在）で除した国民１人あたりの供給数量を取りまとめたものである。国内で供給された食料の総量のことを国内消費仕向量と呼び、国内生産量には輸入した原材料から国内で生産された製品を含んでいる。

国内消費仕向量＝国内生産量＋輸入量－輸出量＋在庫の減少量

粗食料は以下の通り表される。

粗食料＝国内消費仕向量－（飼育用＋種子用＋加工用＋減耗量）

純食料とは、人間の消費に直接利用可能な食料の形態の数量を表し、粗食料に歩留まりを乗じる。

純食料＝粗食料×歩留まり

１人１日あたりの供給数量は、純食料を総人口で除した１人あたりの供給数量を当該年度の日数で除して表される。さらに１人１日あたり供給数量に当該品目の単位あたり栄養成分量を乗じて１

表1-2　食料の自給率・自給力指標・消費量

項目			年次（令和）	単位	直近データ	前年（前回）	増減率（差）　（％）	
食料	自給率・自給力指標・消費量	自給率・カロリー	２年度（概算）	％	37	38	（▲ 1.0）	
		生産額	〃	〃	67	66	（　1.0）	
		国産率・カロリー	〃	〃	46	46	（　0.0）	
		生産額	〃	〃	71	70	（　1.0）	
		飼料自給率	〃	〃	25	25	（　0.0）	
		自給力指標・米・小麦中心の作付け	２年度（概算）	kcal/人・日	1,759	1,761	（▲ 2.0）	
		いも類中心の作付け	〃	〃	2,500	2,562	（▲ 62）	
		１人・１年当たり消費量・米	２年度（概算）	kg/年	50.7	53.2	（▲ 2.5）	
		肉類	〃	〃	33.5	33.5	（　0.0）	
		油脂類	〃	〃	14.4	14.5	（▲ 0.1）	

出典）表1-1に同じ

---

1 POS データ（Point of Sales system, 販売時点情報管理）：物品販売を記録し集計するシステムのデータ。

表 1-3　水産業の自給率・産出額

項目		年次 （令和）	単位	直近 データ	前年 （前回）	増減率 （差）（％）
水産業	自給率・産出額					
	魚介類自給率（食用）	2年度 （概算）	％	57	55	（　2.0）
	1 人・1 年当たり消費量・魚介類	〃	kg/年	23.4	25.3	（▲ 1.9）
	漁業産出額	元年	兆円	1.47	1.54	（▲ 4.7）
	うち海面漁業・養殖業	〃	〃	1.35	1.42	（▲ 5.3）
	内水面漁業・養殖業	〃	〃	0.12	0.12	（　1.9）
	生産漁業所得	〃	〃	0.72	0.80	（▲ 10.0）

出典）表 1-1 に同じ

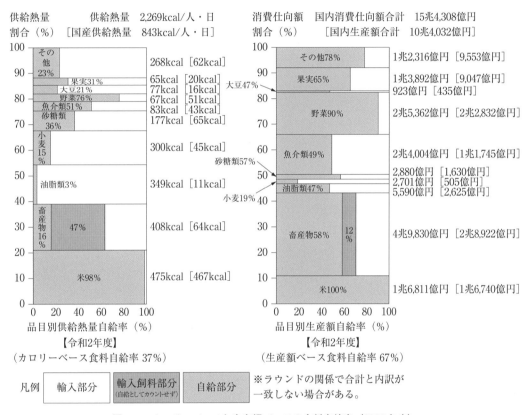

図 1-1　カロリーベースと生産額ベースの食料自給率（2020 年度）

出典）農林水産省「令和 2 年度　食料自給率・食料自給力指標について」2021 年、p.7

人 1 日あたりの供給栄養量、供給熱量が算出される。

3）食料自給率

　国内で消費される食料のうち、どのくらいの割合が国内産かを表す指標が食料自給率であり、食料安全保障の観点から算出される。食料に含まれる熱量を用いて、国民に供給される熱量のうち国内生産の食品の割合を日本食品標準成分表に基づいて計算するカロリー（供給熱量）ベースの総合食料自給率、国民に供給される食料の生産額のうち国内生産の食料の割合を算出する生産額ベースの総合食料自給率、そして食品ごとの国内生産量、輸入量を加味した重量ベースで表す品目別自給率がある。品目別自給率には、食用以外の飼料、種子等に仕向けられた重量が含まれる。

$$品目別重量ベース(\%) = \frac{国内生産量}{国内消費仕向量} \times 100$$

$$カロリーベース(\%) = \frac{1人1日あたり国内生産食品の供給熱量}{1人1日あたり供給熱量} \times 100$$

$$生産額ベース総合(\%) = \frac{食料の国内生産額}{食料の国内消費仕向額} \times 100$$

(1) **飼料自給率** 国内生産の畜産物に仕向けられる飼料の重量を可消化養分総量（家畜が消化できる養分の総量）に換算して以下の通り産出される。

$$飼料自給率(\%) = \frac{国内生産の飼料仕向量の可消化養分総量}{飼料需要量の可消化養分総量} \times 100$$

(2) **食料国産率** 食料自給率の場合、特に畜産物において国産の畜産物の割合に飼料自給率を加味した値を国産の畜産物の割合に反映させている。一方、食料国産率は、畜産物の飼料が国産か輸入かを区別することなく、畜産物が国産であることを評価し、畜産業の活動状況を反映させる目的で使用される。図1-2から食料自給率と食料国産率の1965年から2020年までの推移が読み取れる。生産額ベース、カロリーベースともに減少傾向にある。

(3) **食料・農業・農村基本法に基づく食料・農業・農村基本計画** 2020年「食料・農業・農村基本計画」では、図1-3の通り令和12年度の総合食料自給率の目標を供給熱量ベースで45％に、生産額ベースで75％に設定することが閣議決定された。最大限の施策が打たれたことを前提に食料消費の見通しと生産努力目標から総合食料自給率が計算されている。

(4) **食料自給率の諸外国との比較** カロリーベースの食料自給率では、分子の国産の供給熱量

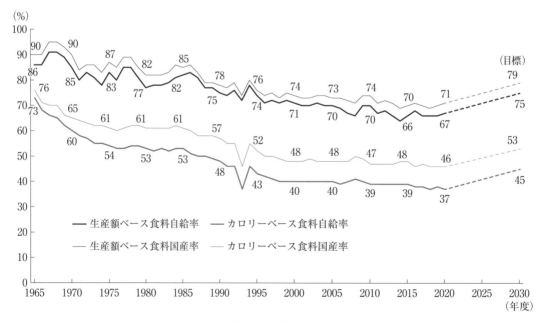

図1-2 食料自給率の長期的推移

出典）農林水産省「令和2年度 食料自給率・食料自給力指標について」2021年、p.8

4

	平成 30 年度（基準年度）
供給熱量ベースの 総合食料自給率	37 %
生産額ベースの 総合食料自給率	66 %

	令和 12 年度（目標年度）
供給熱量ベースの 総合食料自給率	45 %
生産額ベースの 総合食料自給率	75 %

飼料自給率	25 %
供給熱量ベースの 食料国産率	46 %
生産額ベースの 食料国産率	69 %

飼料自給率	34 %
供給熱量ベースの 食料国産率	53 %
生産額ベースの 食料国産率	79 %

図 1-3　食料自給率の目標

出典）農林水産省「令和 2 年度　食料自給率・食料自給力指標について」2021 年、p.9

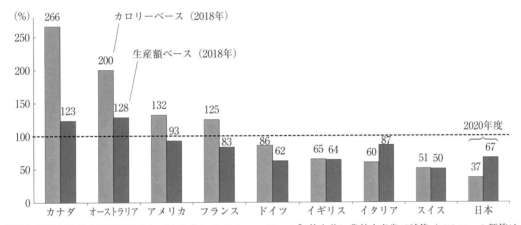

資料）農林水産省「食料需給表」、FAO "Food Balance Sheets" 等を基に農林水産省で試算（アルコール類等は含まない）

注1）数値は暦年（日本のみ年度）。スイス（カロリーベース）及びイギリス（生産額ベース）については、各政府の公表値を掲載

注2）畜産物及び加工品については、輸入飼料及び輸入原料を考慮して計算

図 1-4　わが国と諸外国の食料自給率

出典）農林水産省「令和 2 年度　食料自給率・食料自給力指標について」2021 年、p.28

の大きい穀物、油糧種子等の生産量が多い国が必然的に高くなる。カナダやオーストラリアが、その典型である。

　生産額ベースの食料自給率では、価格が高い野菜、果実、畜産物等の生産が多い国が高くなる傾向にある。とりわけ日本の生産額ベースの自給率が 67 ％と、カロリーベースの自給率 37 ％より高くなっているのは、国内産の農林水産品の価格が輸入食料に比べて相対的に高価格だからである。

　⑸　**食料自給力**　　わが国の農林水産業が有する食料の潜在生産能力を表す指標となり、食料自給率とともに、食料安全保障対策への資料となる。農業・漁業の生産の構成要素である農地・農業用水等の農業資源、潜在的な水産資源、高収量・高品質を確保する農業技術、農業・漁業就業者を最大限活用した場合の食料の潜在的な生産能力を表す。

　図 1-5 によると 2020 年の国産供給熱量は 843 kcal であり、各個人の体重を保つための 1 日の推定エネルギー必要量を 2168 kcal とすると、カロリーベースの自給率は、39 ％となる。仮に、政策

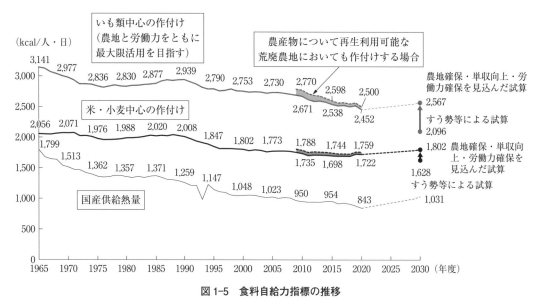

図 1-5　食料自給力指標の推移

出典）農林水産省「令和 2 年度　食料自給率・食料自給力指標について」2021 年、p.19

として米・小麦を全量、国内生産とし、栄養バランスを考慮しつつ、熱効率を最大化し、農地確保・単収向上・労働力確保を見込んだ場合、国内生産の供給熱量は 1759 kcal となりカロリーベース自給率が 81 % にもなる。さらに、イモを全量、国内生産とし、イモを中心とした食生活に置き換え、農地確保・単収向上・労働力確保を見込んだ供給熱量は、2500 kcal であり、実に 115 % となる可能性を示唆している。しかしあくまで潜在生産能力を示したにすぎず嗜好性や健全な食生活は無視した試算である。

② フード・マイレージ

　イギリスの消費者運動家であるティム・ラングによって提唱されたフード・マイルという概念に端を発し、農林水産省ではフード・マイレージとして呼ばれている。食料の生産地から消費地までの輸送距離 (km) と輸送された食料の重量 (t) との積で表される。単位は t・km（トン・キロメートル）とされる。食料輸入量が増えるとフード・マイレージは大きくなり、船舶、航空機、陸上輸送機械の利用によるエネルギー消費の拡大、二酸化炭素の排出などが環境に負荷を与えるとされる。食料自給率が低く食料輸入量の多い日本は、他の OECD 加盟国に比べてフード・マイレージが大きいことが指摘されている。逆に自給自足率が高く地産地消が進むとフード・マイレージの値は小さくなる。

③ 地産地消

　地域で生産された農林水産物を地域で消費する取り組みである。地産地消により、食料自給率の向上、直売所や加工業の活性化を通じて農林水産業の六次産業化への促進が期待されている。

　地産地消を促進することで期待される効果には以下のようなものがある。生産と消費が同じ地域にあることで、消費者にとっては顔の見える生産者の生産現場を伺い知ることができる。伝統的な生産方法の現場であれば、歴史を経て形成された食文化が消費方法としても継承される。つまり地

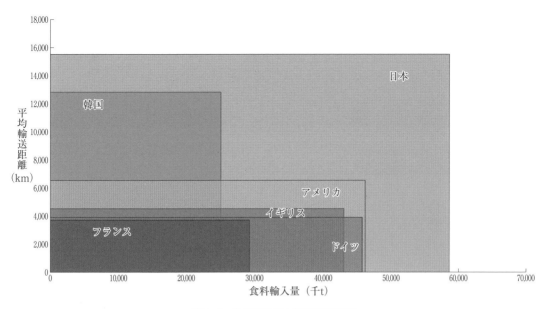

図1-6　食料輸入量と平均輸送距離

出典）中田哲也「『フード・マイレージ』について」2020年、p.8

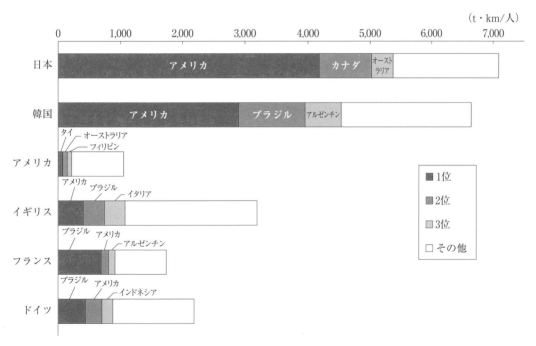

図1-7　1人あたりフード・マイレージの比較（輸入相手国別）

出典）中田哲也「『フード・マイレージ』について」2020年、p.7

域に根ざした食文化の食育の場としての活用方法へと可能性が広がる。

　生産者が、消費者の声を直接聞きながら、付加価値の向上に努め生産物の加工、販売を手がけること、すなわち、農林水産業の六次産業化が推進されれば、地域の消費者の食品の選択肢が広がることも意味する。地産地消によってフード・マイレージが下がり、直接流通による販売費用の軽減、食料自給率の上昇も期待できる。

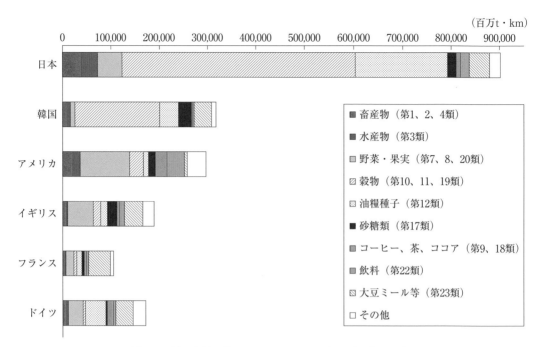

図 1-8　輸入食料に係るフード・マイレージの比較（品目別）

出典）中田哲也「『フード・マイレージ』について」2020年、p.6

　地産地消関係法令として「食料・農業・農村基本計画」（令和2年3月31日閣議決定）は、食料の安定供給の確保を目的として、食育や地産地消を推進することで国産農産物の消費を拡大させようとする施策である。「地域資源を活用した農林漁業者等による新事業の創出等及び地域の農林水産物の利用促進に関する法律」（平成22年12月3日法律第67号）では農林漁業等の振興等を図りながら、食料自給率の向上へも寄与することが目的に掲げられている。「第四次食育推進基本計画」（2021年3月策定）では学校給食における地場産物を活用する取り組みを増やすことを目的としている。

　図 1-9 には、全国に農産物直売所が2万3650施設あり、運営主体の57.2％が農業経営体、すなわち生産者であり、9.3％が農業協同組合であると示されている。しかし運営主体別の販売額総額を見ると農業協同組合が34.3％、農業経営体が16.7％と逆転している。1直売所あたりの年間販売金額においても農業協同組合が圧倒している。表 1-4 の農林水産基本データ集（2022年）によると、農業生産関連事業、すなわち農産加工、農産物直売所、観光農園、農家民宿および農家レストランの事業を含んだ2019年度の販売金額が、2兆800億円になる。漁業生産関連事業、すなわち水産加工、水産物直売所、漁家民宿および漁家レストランの事業を含んだ2019年度の販売金額が2300億円である。表 1-1 の農林水産基本データ集には、2019年度における農業、水産業の総生産額が、そ

コラム1　地産地消と自由貿易

　地産地消の概念は、地元の農産物を地元で消費することで地域活性化や環境への負荷軽減に貢献するといわれる。一方、19世紀、イギリスの経済学者であるデイヴィッド・リカードは「比較生産費説」を唱え、各国が比較優位のある産品に特化し交易を行うことが社会全体の経済的厚生を高めると主張した。これ以後、自由貿易論が活発に議論され、国際間の食料を含む自由貿易協定が推進されることとなった。

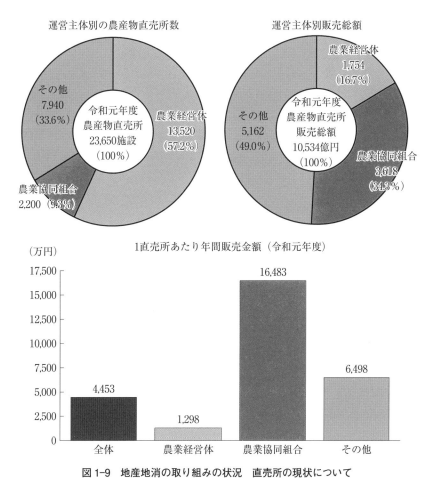

図 1-9　地産地消の取り組みの状況　直売所の現状について

出典）農林水産省大臣官房新事業食品産業部食料産業局「地産地消の推進について」2021
年、p.6

表 1-4　農業生産関連事業の販売金額と従事者数

	項目	年次 (令和)	単位	直近 データ	前年 (前回)	増減率 (差)　(%)
6次産業化等	販売金額 　農業生産関連事業	元年度	兆円	2.08	2.10	(▲1.3)
	うち農産加工	〃	〃	0.95	0.94	(　0.7)
	農産物直売所	〃	〃	1.05	1.08	(▲2.4)
	漁業生産関連事業	〃	〃	0.23	0.23	(▲1.8)
	うち水産加工	〃	〃	0.18	0.18	(▲1.0)
	水産物直売所	〃	〃	0.04	0.04	(▲8.6)
	従事者 　農業生産関連事業	元年度	万人	43.8	44.2	(▲0.9)
	うち農産加工	〃	〃	19.2	17.9	(　7.1)
	農産物直売所	〃	〃	19.3	19.7	(▲1.6)
	漁業生産関連事業	〃	〃	3.0	3.0	(　0.0)
	うち水産加工	〃	〃	1.6	1.6	(　1.3)
	水産物直売所	〃	〃	0.6	0.7	(▲6.1)
	食品産業の就業者	2年	万人	805	832	(▲4.3)

出典）表 1-1 に同じ

れぞれ4兆6600億円、7300億円とあり、六次産業化による関連産業の規模が生産額の3分の1以上へと拡大していることが見て取れる。

④ 食品ロス

供給される食品の一部は廃棄されており、これを食品廃棄物という。大部分は、葉や皮や骨などの非可食部ではあるが可食部も含まれている。

$$食品ロス率（\%）=\frac{食品ロス量（食べ残し重量＋直接廃棄重量＋過剰除去重量）}{食品使用量}\times100$$

図1-10では、事業所から発生する食品の廃棄物が、2018年推計で1765万トンあり、業種別内訳では、食品製造業が79％、外食産業が12％、食品小売業が7％を占めているとある。そのうち、食品の可食部が合計で324万トンあり、業種別内訳では、食品製造業が39％、続いて外食産業が36％、食品小売業が20％と続いた。図1-11では、一般家庭からも廃棄物が766万トンあり、うち可食部である食品ロスが276万トンあると示している。事業系から廃棄される食品ロスと合算すると全国で、600万トンの可食部が廃棄されていることになる。食品ロス量の2012年から2018年の推移を見れば、全体的に若干減少傾向にはあるが、家庭から発生する食品ロスの割合は依然として半分を占める。

国連推計では、2019年に77億人の世界人口は2050年には97億人に増加することが見込まれている。2019年で世界人口の約8億人、つまり9人に1人が栄養不足の状態にある。

2015年の国連サミットで採択された「持続可能な開発のための2030アジェンダ」において、食料の損失・廃棄の削減が目標に設定された。ターゲット12.3として2030年までに小売・消費レベルにおける世界全体の1人あたりの食料の廃棄を半減させ、収穫後損失などの生産・サプライチェーンにおける食料の損失を減少させる。ターゲット12.5として2030年までに廃棄物の発生防止、削減、再生利用および再利用により、廃棄物の発生を大幅に削減する。2019年に大阪で開催さ

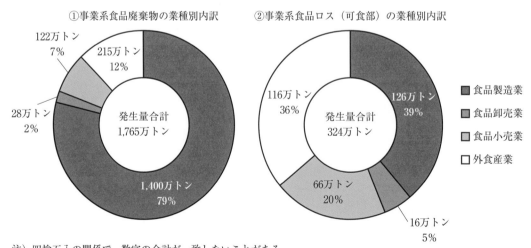

注）四捨五入の関係で、数字の合計が一致しないことがある

図1-10　事業系の食品廃棄物等と食品ロスの発生量（2018年度推計）
出典）農林水産省食料産業局「食品ロス及びリサイクルをめぐる情勢」2021年、p.10

10

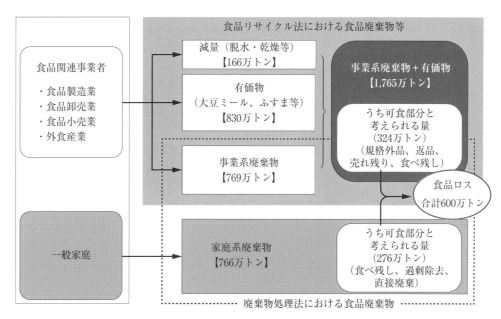

図 1-11　食品ロスの発生量（2018 年度推計）

出典）農林水産省食料産業局「食品ロス及びリサイクルをめぐる情勢」2021 年、p.11

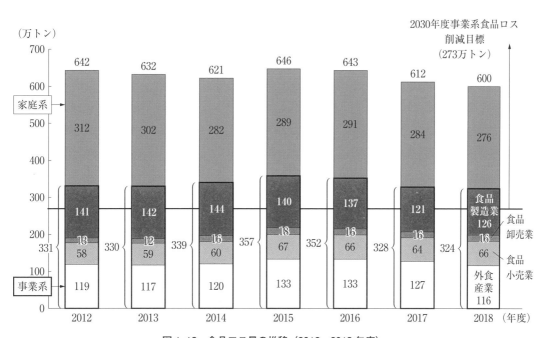

図 1-12　食品ロス量の推移（2012〜2018 年度）

出典）農林水産省食料産業局「食品ロス及びリサイクルをめぐる情勢」2021 年、p.12

れた G20 大阪サミットにおいても、食料の損失・廃棄を削減することが宣言に盛り込まれた。2019 年 8 月にスイスのジュネーブで開催された気候変動に関する政府間パネル（IPCC）第 50 回総会にて「土地関係特別報告書」が受諾された。これには食品ロスおよび廃棄物の削減等を含む食料システム政策が食料安全保障の強化および温室効果ガスの低排出シナリオ等を可能とすることが示された。

引用・参考文献

中田哲也　2020 年「『フード・マイレージ』について」
農林水産省　2020 年「食料・農業・農村基本計画」
農林水産省　2021 年「令和 2 年度　食料自給率・食料自給力指標について」
農林水産省　2022 年「農林水産基本データ集」
農林水産省食料産業局　2021 年「食品ロス及びリサイクルをめぐる情勢」
農林水産省大臣官房新事業食品産業部食料産業局　2021 年「地産地消の推進について」

2 章

植物性食品の成分特性と加工特性

① 穀　　類

1）穀類の特徴

　穀類とは、種子を食用または飼料用に供する目的で栽培される植物の総称で、イネ科の米、小麦、トウモロコシ、タデ科のソバ、ヒユ科のアマランサスなどに分類される（表2-1）。中でも小麦、米、トウモロコシは世界三大穀物といわれている。

表 2-1　穀類の分類

穀類	イネ科	米、小麦、トウモロコシ、アワ、エンバク、大麦、キビ、ハト麦、ヒエ、ライ麦など
	タデ科	ソバ
	ヒユ科	アマランサス

　一般に水分活性が 0.7 前後と低く、微生物が生育しにくいため、貯蔵性に富む。

　さらに、約 70 ％もの炭水化物（大部分はでんぷん）を含んでおり、エネルギーの供給源として、主食に利用されやすい。

2）米

　(1) 分類と特徴　イネ科の植物であり、系統、でんぷんの組成、栽培方法などにより分類することができる。

　米の主な系統には、ジャポニカ種（短粒種）とインディカ種（長粒種）、さらにその中間であるジャバニカ種（中粒種）がある（図2-1参照）。ジャポニカ種は日本などで栽培されており、炊く、蒸すことで、粘り気とつやが出るのが特徴で、インディカ種は、インドや東南アジアなどで栽培されており、粘り気がないのが特徴である。

　でんぷんの組成による分類では、うるち米（粳米）ともち米（糯米）に分類される。

　栽培方法の違いでは、水田で栽培される水稲と畑で栽培される陸稲に分類され、日本では、ほとんどが水稲栽培である。

　(2) 構造と精米　米の構造を図2-2に示す。籾（イネの実）から籾殻を除去したものが玄米である。玄米は糠層（5 ％）、胚芽（3 ％）、胚乳（92 ％）からなり、玄米から糠層と胚芽を取り除くことを

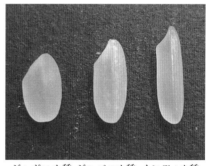

ジャポニカ種　ジャバニカ種　インディカ種

図2-1　米の種類

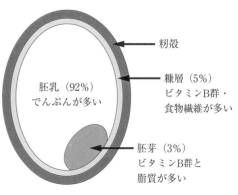

籾殻

糠層（5 ％）
ビタミンB群・
食物繊維が多い

胚乳（92 ％）
でんぷんが多い

胚芽（3 ％）
ビタミンB群と
脂質が多い

図2-2　米の構造

表2-2　米の精米

	糠層、胚芽の除去	精米歩合 （搗精歩留まり）	ビタミンB$_1$ 含量	消化 吸収率
玄米	0 %（籾殻のみ除去）	100 %	0.41 %	低い
五分搗き米	50 %除去	95〜96 %	0.30 %	↓
七分搗き米	70 %除去	92〜94 %	0.24 %	
精白米	100 %除去	90〜92 %	0.08 %	高い

胚乳部にはでんぷん、糠層にはビタミンB群や食物繊維、胚芽にはビタミンB群や脂質が多い。また、玄米の精米する割合により、表2-2のように、五分搗き米（半搗き米）、七分搗き米、精白米などに分類される。精白米は、玄米と比較し、糠層や胚芽に多く含まれている成分が除去されるため、脂質、食物繊維、ビタミンの含量が少ない。また、精米の際、玄米に対して得られる精白米の量の割合を精米歩合（搗精歩留まり）といい、五分搗き米で95〜96 %、七分搗き米で92〜94 %、精白米で90〜92 %である。

（3）**栄養**　米の70〜80 %は炭水化物であり、そのほとんどはでんぷんである。でんぷんにはアミロースとアミロペクチンの2種類があり、うるち米はアミロース約20 %、アミロペクチン約80 %で、もち米はアミロペクチン100 %で構成されている。アミロースはα-グルコースがα-1, 4結合の直鎖状に連なった多糖なのに対し、アミロペクチンはα-1, 4とα-1, 6結合により枝分かれ構造をもつ多糖であるため、粘り気があるのが特徴で、餅やおこわなどに加工される。

　米のタンパク質の主成分は、グルテリン系のオリゼニンであり、第一制限アミノ酸[1]はリシンで、アミノ酸スコアは玄米で64、精白米で61となっている。

　米の脂質は、糠層や胚芽に多く、リノール酸、オレイン酸などの不飽和脂肪酸や、パルミチン酸などの飽和脂肪酸である。長期保存された米（古米）では、リノール酸などがリポキシゲナーゼにより分解され、不快なにおいの原因となるペンタナールやヘキサナールなどのアルデヒドが生じる。古米化を防ぐためには、低温貯蔵や炭酸ガス封入貯蔵などが有効である。

（4）**加工品**　米の大部分は、粒のまま主食用として飯に利用されているが、加工品としては、粒のまま、あるいは米粉ならびにこれらを加工したものに分類される。また、醸造加工品の原料としても利用されている。

（a）**米の形を残した加工品**　無洗米、α化米、レトルト米飯、冷凍米飯、発芽玄米、低アレルゲン米などがある（表2-3参照）。

（b）**米粉の加工品**　米粉には、うるち米ともち米を原料とするものがあり、生米をそのまま粉にしたものをβ型、米を蒸してから粉にしたものをα型という。昔から、せんべい、だんご、和菓子など様々な食品に使われてきた（表2-4参照）。

　上新粉・上用粉はうるち米を精米してから、水洗い、乾燥させて粉にしたもので、上新粉はロール製粉、上用粉は胴搗き製粉で粉砕したものである。もち米を原料とした米粉には、水洗いして石うすで水挽し、沈殿したものを乾燥させた白玉粉や、水に浸しておき、これを蒸してから乾燥させ、

1　第一制限アミノ酸：タンパク質の栄養価を示す指標に「アミノ酸スコア」があり、タンパク質を構成する窒素1gあたりに占める9種類の各必須アミノ酸のmg数で表される。必須アミノ酸の含有率がその食品の中で最も少ないものをその食品の「第一制限アミノ酸」といい、その数値がその食品のアミノ酸スコアとなる。つまり、9種類のアミノ酸のうち8種類がどれだけ豊富に含まれていたとしても、第一制限アミノ酸がもし40しかなければ、その食品のアミノ酸スコアは40となる。

表 2-3　主な米飯加工品

種類	特徴
無洗米	従来の精米では取り除けない粘性の糠（肌ぬか）を、表面から取り除いたもの。研ぎ洗いが不要で、水の節約や時間短縮ができ、環境にやさしい。肌ぬかを取り除く方法は下記の通りである。 ①BG精米製法：ブラン（Bran）＝ぬか、グラインド（Grind）＝削るの略。ぬかで糠を取り除く方法。 ②NTWP法：米に少量の水を加え、タピオカに付着させて取り除く方法。 ③水洗い式：水で洗い落とし、短時間で乾燥させる方法。 ④ブラシ式：糠をブラシで削り取る方法。
α化米	炊飯直後の米飯（αでんぷん）を熱風で急速乾燥させたもので、放置してもα化を保ち、生でんぷん（βでんぷん）に戻ることはないため、腐りにくく、長期保存が可能である。お湯や水を加えることで、そのままおいしく食べることが可能。
レトルト米飯	調理加工した米飯を、気密性のある容器などに包装し、100℃以上で加圧加熱殺菌処理したもの（炊飯前のお米を殺菌し、調理済み米飯を無菌包装した物を無菌包装米飯という）。
冷凍米飯	調理加工した米飯を−40℃以下で急速冷凍したもの。
発芽玄米	玄米をわずかに発芽させたもので、玄米よりもやわらかく炊いて食べることが可能。 栄養価も高く、食物繊維、イノシトール、GABA（γ-アミノ酪酸）、γ-オリザノールなどの機能性成分が含まれる。
低アレルゲン米	米アレルギーの原因となるタンパク質であるアルブミン、グロブリンを酵素や高圧、アルカリなどで処理後、塩水で洗い出すことでタンパク質を減らしたもの。
低タンパク質米	乳酸菌発酵により、米に含まれるタンパク質を低減させ製造されている。特別用途食品の病者用食品に分類され、基準値は、通常の同種のタンパク質含量の30％以下とされている。腎機能低下などによりタンパク質が制限されている場合に利用される。

表 2-4　主な米粉の加工品

種類	原料	名称	特徴	加工品
生 （β型）	うるち米	上新粉	うるち米を水洗、水切り、乾燥、製粉して製造	だんご、柏餅、草餅、ういろう、かるかん饅頭
	もち米	求肥粉	もち米を水洗、水切り、乾燥、製粉して製造	大福餅、ぎゅうひ、しるこ、最中
		白玉粉	もち米を水洗、浸漬、水切り、水を加えながら摩砕、乾燥して製造	白玉だんご、大福餅、しるこ
糊化 （α型）	うるち米	上南粉	うるち米を烝煮後、乾燥、粉砕して製造	和菓子
		乳児粉	うるち米を熱加工後、製粉して製造	重湯、乳児食
	もち米	みじん粉	もち米を烝煮*後、乾燥、焙煎して粉砕したもの	和菓子
		道明寺粉	もち米を烝煮後、乾燥、干飯にし、粉砕して製造	さくら餅、つばき餅、おはぎ餅
		上南粉	もち米を烝煮後、乾燥、粉砕して製造	和菓子、玉あられ、さくら餅、おこし
		寒梅粉 （みじん粉）	もち米を水洗、浸漬、烝煮後、餅に調整し、白焼き製粉して製造	押菓子、豆菓子、干菓子
		らくがん粉	もち米を水洗、乾燥後、焙煎、製粉して製造	らくがん

注＊）少量の煮汁で長時間かけて弱火で煮る調理法

粉にした道明寺粉などがある。

　現在は、微細な米粉を作る新しい技術が開発され、これまで利用できなかったパンや洋菓子、麺類などにも用いられるようになり、消費者をはじめ、食品産業からも注目が高まっている。微細な米粉は生のまま粉にするβ型に分類される。

　(c)　米の醸造加工品　　うるち米は、日本酒、米酢、焼酎、米味噌、しょうゆなどに、もち米は、本みりんの原料に利用されている。

（d）　米のその他の加工品　　ビーフンは精白したうるち米を原料に製造され、アジアで利用されている。

3）小　　麦

（1）　分類と特徴　　小麦はイネ科の植物で、アジア、ヨーロッパ、北アメリカで多く栽培されている。日本の小麦の自給率は、15.0 %（2020〔令和2〕年）で、輸入に依存している。

（2）　構造　　外皮（約7 %）、アリューロン層（約6 %）、胚芽部（約2 %）、胚乳部（約85 %）で構成されおり、殻粒の背面に粒溝がある（図2-3）。外皮は硬いが、胚乳部はやわらかくもろいため、簡単に砕けやすく、粉にしやすい。一部は穀粒のまましょうゆや味噌の原料および飼料として利用されるが、ほとんどは粉砕して小麦粉として利用されている。外皮にはミネラル、食物繊維が多く、ふすまとして飼料やペットフードなどに利用されている。胚芽部は、脂質、タンパク質、ミネラル、ビタミンを含んでおり、分離、精製して栄養補助食品等に利用されている。胚乳部が小麦粉となる部分である。

小麦は、用途、栽培時期、粒の硬さなどで分類できる。用途では、普通小麦とデュラム小麦に分類され、栽培時期では秋に種をまき夏に収穫する冬小麦と、春に種をまき秋に収穫する春小麦に分類される。また、粒の硬さにより、粒の硬い硬質小麦（デュラム小麦、強力粉）と粒のやわらかい軟質小麦（薄力粉）、その中間の中間質小麦（中力粉）に分類される。粒の硬さとタンパク質含量に関係があり、タンパク質含量が高いほど粒が硬くなる。

（3）　成分と栄養　　小麦（玄穀[2]）の主成分は炭水化物（69.4～75.2 %）で、ほとんどはでんぷんである。その他水分 10.0～13.0 %、タンパク質 10.1～13.0 %、脂質 3.0～3.3 %、食物繊維 10.8～11.4 %、灰分 1.4～1.6 %である。タンパク質の主成分は、外皮や胚芽部はアルブミン、グロブリン、胚乳部は、グリアジンとグルテニンの含量が多い。脂質は胚芽部分に多く、脂肪酸組成を見ると、リノール酸が約 46 %、パルミチン酸が約 17 %、オレイン酸が約 11 %を占めている。

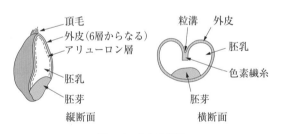

図2-3　小麦の構造

（4）　小麦粉　　小麦粉は、ロール製粉によって作られ、タンパク質含量の違いにより強力粉、中力粉、薄力粉に分類され、灰分量の違いにより、特等粉、1等粉、2等粉、3等粉、末粉に分類される。

小麦粉のタンパク質の約 85 %を占めるのがプロラミンの一種であるグリアジン（40～50 %）とグルテリンの一種であるグルテニン（30～40 %）である。これらに水を加え捏ねると伸展性のあ

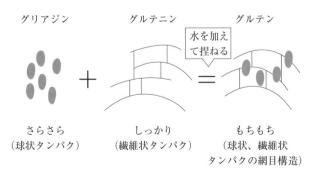

図2-4　小麦粉タンパク質の構造

---

2 玄穀：穂から取り出した完熟種子。小麦であれば、粉にする前の未精製の外皮のついた粒の状態。

表 2-5　小麦粉の分類、等級、用途

分類		デュラムセモリナ粉	強力粉	準強力粉	中力粉	薄力粉
原料		デュラム小麦	硬質小麦		中間質小麦	軟質小麦
タンパク質含量（%）		12.5	11.8		9.0	8.3
等級	灰分（%）					
特等粉	0.3〜0.4	高級マカロニ	高級食パン	高級ロールパン		カステラ ケーキ てんぷら粉
1 等粉	0.4〜0.45	マカロニ スパゲティ	高級食パン フランスパン	高級菓子パン 高級中華麺 皮類	高級麺 素麺 冷麦 菓子	ケーキ クッキー ソフトビスケット 饅頭
2 等粉	0.45〜0.65		食パン （マカロニ）	菓子パン 中華麺 生うどん	うどん 中華麺 クラッカー	一般菓子 ハードビスケット
3 等粉	0.7〜1.0		焼麩（生麩）	焼麩 カリントウ	カリントウ	駄菓子　製糊
末粉	1.2〜2.0	飼料	接着剤配合　工業用			

るグルテニンと粘弾性のあるグリアジンが水を媒介として結びつき、網目構造のグルテンが形成され、粘弾性を増し、ドゥを形成する（図2-4参照）。グルテンの性質は、小麦粉のタンパク質含量が高いほど強くなる。つまり、強力粉で強く、薄力粉で弱い。パン生地などは、強いグルテン性が求められるため、強力粉が適する。マカロニやスパゲティにはコシの強さが求められるため、デュラム小麦のセモリナ粉を利用する。表2-5に小麦粉の分類、等級、用途を示す。

　小麦粉の第一制限アミノ酸はリシンで、アミノ酸スコアは強力粉36、薄力粉42と、精白米の61より低い。

(5)　加工品

　(a)　パン　　強力粉、準強力粉が使用される。小麦粉、水、食塩、酵母に砂糖や油脂類を混ぜ、発酵させることにより膨らませて焼いたもの。直捏法（ストレート法）や、材料の一部（小麦粉の一部、酵母、食塩、砂糖など）を捏ねておいて発酵させ中種を作り、そこへ残りの材料を混ぜる中種法（スポンジ法）などがある。直捏法は、家庭や小規模パン製造企業などで用いられる製法で、中種法は、製造工程中で調整が容易な均一なパンが製造されやすいため、大量生産に向いており、規模の大きなパン製造企業で用いられている。このほか、液種法、老麺法（パートフェルメンテ法）がある。

　(b)　麺類　　うどん、中華麺、素麺、パスタ、即席麺などがあり、表2-6にその種類と特徴を示す。麺類は、小麦粉、水、食塩を混ぜ、麺状に伸ばしたもの。水の代わりにかん水[3] と呼ばれるアルカリ性水溶液を加えて作ったものが中華麺である。

　(c)　その他（麩）　　強力粉に10%ほどの食塩水を加え、捏ねながら水ででんぷんを洗い流すとグルテンが得られる。これを焼成したものが麩である。

---

3 かん水：炭酸カルシウムを主成分とするアルカリ性の水溶液で、グルテンの粘弾性が増し、コシが強くなる。また、中華麺が黄色いのは、アルカリ性のかん水を加えることで小麦粉に含まれるフラボノイド色素が黄色に変色するためである。

表2-6　麺類の種類と特徴

種類	特徴
うどん	中力粉に食塩、水を加え、捏ねて麺とする。 乾麺ではやや食塩を多めにし、グルテンを強くし、乾燥中のひび割れを防ぐ。
中華麺	準強力粉または強力粉に食塩、かん水を加え、捏ねて麺とする。
素麺	準強力粉または強力粉に食塩、水を加え、捏ねて麺とする。麺が細くもろいため、グルテン強化のために食塩を多めに加える。
パスタ	デュラム小麦の粒度の粗い部分（セモリナ）に少量加水して生地を作り、成型、乾燥して作る。デュラム小麦はカロテノイド色素が多いため、出来上がりは黄色く仕上がる。
即席麺	中華麺の一種であり、かん水以外に卵白、調味料、色素などを加え生地を作り、蒸煮、ゆでによりでんぷんをα化した後、乾燥させたもので、油揚げ麺とノンフライ麺に大別される。

表2-7　大麦の分類と主な用途

分類		用途
六条大麦	皮麦	押し麦、麦茶
	裸麦	米粒麦、押し麦、麦こがし、麦味噌
二条大麦	皮麦	ビール、ウイスキー、焼酎用原料
	裸麦	押し麦、麦味噌

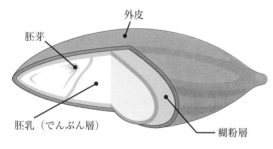

図2-5　大麦の構造
出典）全国生麦工業協同組合連合会ホームページ

4）大　　麦

（1）**分類と特徴**　　大麦は、イネ科の植物で、寒冷、乾燥に強い植物である。熱帯地域を除いて世界各地で栽培されている。日本でも各地で栽培されているが、アメリカ、カナダ、オーストラリアなどから、用途に適した大麦が輸入されている。

　穂の形によって主に六条大麦（穂の6列すべてに実がつく）と二条大麦（穂の6列中2列だけに実がつく）に分けられる。さらに皮が種実と密着して取れにくい皮麦と、皮が種実から取れやすい裸麦がある。米同様にうるち種ともち種がある。大麦の分類と主な用途を表2-7に示す。

　（2）**構造・成分と栄養**　　大麦の構造は図2-5の通りで、成分の約70％は炭水化物（ほとんどがでんぷん）で、β−グルカンなどの水溶性食物繊維も多く含む。タンパク質の主成分はプロラミン系のホルデインと、グルテリン系のホルデニンであり、粘りがないためグルテン形成はできず、パンや麺には不向きである。第一制限アミノ酸はリシンで、アミノ酸スコアは58である。

（3）**加工品**　　六条大麦は麦茶、麦焼酎、麦味噌などの原料に用いられ、精白後蒸気加熱しながら平たく圧したものを押し麦といい、米に混ぜて炊飯し、麦飯などに用いられる。また、炒って粉末化したものを麦こがし（はったい粉）といい、菓子の原料となる。

　二条大麦は、発芽させた麦芽が、ビールの醸造用に利用される。麦芽はアミラーゼ活性が高く、ビールや水あめを製造する際に、でんぷんを糖化する目的で使用される。

5）トウモロコシ

　（1）**分類と特徴**　　トウモロコシは、イネ科の植物であり、種類は表2-8に示すように様々で、甘味種で未熟な種実の「スイートコーン」は野菜類に収載され、生や茹でて利用する。完熟させて収穫した種実は、加工品に利用され、日本では主として家畜飼料として利用され、その大部分をア

表 2-8　トウモロコシの種類と特徴

品種		特徴	用途
スイートコーン	甘味種	でんぷん含量が少なく、糖質含量が高い品種で、甘味が強く、未熟なものは野菜類に分類される。若採りしたものはヤングコーンと呼ばれる。「ゴールデンコーン（黄粒種）」「シルバーコーン（白粒種）」「バイカラーコーン（バイカラー種）」などがある。	未熟（生食・缶詰・料理など）完熟（コーンフレーク、コーンミールなど）
ポップコーン	爆裂種	爆裂種は粒の皮が非常に硬いのが特徴。乾燥させると皮が非常に硬くなり、熱すると粒中の水分が水蒸気となり、膨張し圧力により皮が破れてポップコーンになる。	ポップコーン
デントコーン	馬歯種	世界で最も生産量が多い。穀粒の硬いでんぷん層からなる。成長過程で糖分がでんぷんに変わるため、そのまま食べることには不向き。乾燥させて牛や豚、鳥などの家畜飼料や食用、工業用として利用される。	コーンスターチコーン油家畜飼料用
フリントコーン	硬粒種	硬いでんぷん粒が全体についている。粉末などに加工して食用や家畜飼料に利用される。	コーングリッツ、菓子類、トルティーヤなど家畜飼料用
ワキシーコーン	もち種	でんぷんにもち性があり、アミロペクチン 100 ％で、若いうちに収穫して蒸すともちもちとした食感が得られるのが特徴。黄白・白種もある。	未熟（料理など）完熟（製菓、製パン、プレミックスなど）
ソフトコーン	軟粒種	粒の大部分がやわらかいでんぷんで作られており、実が砕けやすく粉状になるのが特徴。	未熟（生食、缶詰、冷凍、料理など）完熟（粉末に加工）

表 2-9　完熟トウモロコシの加工品と用途

品名	特徴	用途
コーンスターチ	原料のトウモロコシを吸水させ、摩砕した後、水中で攪拌しでんぷんを沈殿させて回収、乾燥したもの。	ビール・ウイスキーの原料、水産練り製品、製菓、糖化原料など
コーングリッツ	トウモロコシの種皮と胚芽を除去し、胚乳部を粉砕したもので、最も粗い粉。	製菓、コーンフレーク、ビール・ウイスキー・焼酎の原料、フライのパン粉代わり、トッピング
コーンミール	トウモロコシの種皮と胚芽を除去し、胚乳部を粉砕したもので、コーングリッツよりも細かく、コーンフラワーよりも粗い粉。	トルティーヤ、アメリカンドッグ、コーンケーキ、トッピング
コーンフラワー	トウモロコシの種皮と胚芽を除去し、胚乳部を製粉したもので、コーンミールより細かい粉。	製菓粉末製品（フライドチキン粉、から揚げ粉、てんぷら粉など）プレミックス製品（お好み焼き、たこ焼き、ドーナツ、ホットケーキ、トルティーヤなど）
コーンフレーク	コーングリッツに水あめ、麦芽、食塩などを加えて加熱後圧ぺんして焼き上げたもの。	シリアルの主原料

メリカから輸入している。

（2）**成分と栄養**　トウモロコシの主成分は炭水化物で約 70 ％を占めており、そのほとんどがでんぷんである。タンパク質の主成分はプロラミン系のツェイン（ゼイン）とグルテニン系のグルテリンである。ツェインの構成アミノ酸はロイシンが多く、リシンとトリプトファンがほとんど含まれないため、栄養価は穀類で一番低い。第一制限アミノ酸はリシンで、アミノ酸スコアは32である。脂質のほとんどは胚に存在し、リノール酸約 60 ％、オレイン酸約 25 ％、パルミチン酸約 10 ％からなり、食用油（コーン油）の原料となる。トウモロコシの未熟種子は、水分含量が高く、タンパク質、

脂質、炭水化物量は完熟種子（玄殻）と比較し3分の1程度である。

トウモロコシの黄色は、カロテノイド系色素のキサントフィル類である β-クリプトキサンチンやルテイン、ゼアキサンチンである。

（3）　**加工品**　　未熟種子は生食、缶詰、冷凍に加工される。スイートコーンのごく若い穂を芯ごと食べるヤングコーンも利用している。

完熟種子はでんぷん（コーンスターチ）やコーングリッツなどに加工される（表2-9参照）。

6）ソ　　バ

ソバは、タデ科の植物である。やせ地や寒冷地でもよく育ち、生育期間が60〜80日と短いため、救荒作物として利用される。

（1）　**分類と特徴**　　ソバには普通種と韃靼種があり、日本では普通種が主に栽培されている。韃靼種は普通種より寒冷地、高地で栽培され、苦味があるため苦ソバとも呼ばれる。

ソバの種子は、果皮（ソバ殻）といわれる黒褐色の硬い皮に包まれ、種皮（甘皮）、胚芽、胚乳からなり、胚乳と胚芽を食用として利用している（図2-6参照）。

殻つきのソバの実を玄ソバといい、脱穀後の殻はソバ殻枕などに利用される。ソバ殻を取り除いたものは丸抜き（抜き）と呼ばれ、これを石うすや製粉機で挽いたものがソバ粉である。

（2）　**成分と栄養**　　玄ソバをそのまま製粉した全層粉の成分は、約70％が炭水化物で、そのほとんどはでんぷんである。タンパク質は約12％含まれ、グロブリンが主体である。グロブリンは、グルテンを形成しないため、製麺時には小麦粉やつなぎに粘着性のある卵白、ヤマノイモ（ナガイモなど）を加えて作られる。

他の穀類と比較し、必須アミノ酸がバランスよく含まれ、アミノ酸スコアは100である。脂質は約3％含まれており、オレイン酸、リノール酸が多い。また、食物繊維のほか、カリウムや鉄などのミネラル、ビタミンB群やナイアシン含量も比較的多い。

ソバには、ポリフェノールの一種のフラボノイドであるルチン[4]が表層に含まれている。

（3）　**加工品**　　日本では、玄ソバのほとんどが生ソバ等の麺に加工されており、ソバの実を甘皮がついたまま挽いたソバ粉を用いて打った薄緑色の藪ソバ、ソバの実の中心のやわらかい部分を挽いた更科粉を用いて打った、色が白く上品な香りをもつ更科ソバがある。

そのほか、茶、あめ、饅頭、アイスクリーム、クッキー、カステラ、クレープなどにも利用されている。欧米では、パンケーキ、シリアル、パン、ガレットなど、中国では、餅、粥、酒などにも利用されている。

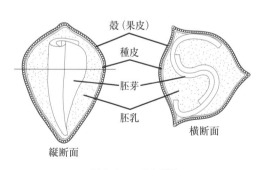

殻（果皮）

種皮

胚芽

胚乳

横断面

縦断面

図2-6　ソバの構造
出典）日本蕎麦協会

7）アマランサス

アマランサスはヒユ科の植物で、疑似穀類といわれている。紀元前5000〜3000年にアステカ族（古代メキシコ人）がアンデス南部で栽培していた

4　ルチン：ビタミンPとも呼ばれている、水溶性のビタミン様物質である。機能性成分として、毛細血管の強化、記憶力を向上させる効果があるといわれている。

表 2-10　穀類の主要成分

(可食部 100g 中)

食品名	エネルギー (kcal)	水分 (g)	アミノ酸組成によるたんぱく質 (g)	たんぱく質 (g)	脂質 (g)	利用可能炭水化物 差し引き法による (g)	食物繊維量 (g)	炭水化物 (g)	灰分 (g)	ナトリウム (mg)	カリウム (mg)	カルシウム (mg)	リン (mg)	鉄 (mg)	ビタミンB1 (mg)	ビタミンB2 (mg)	ナイアシン (mg)
アマランサス（玄穀）	343	13.5	11.3	12.7	6.0	59.9	7.4	64.9	2.9	1	600	160	540	9.4	0.04	0.14	1.0
アワ（精白粒）	346	13.3	10.2	11.2	4.4	67.6	3.3	69.7	1.4	1	300	14	280	4.8	0.56	0.07	2.9
エンバク（オートミール）	350	10.0	12.2	13.7	5.7	61.8	9.4	69.1	1.5	3	260	47	370	3.9	0.20	0.08	1.1
キヌア（玄穀）	344	12.2	9.7	13.4	3.2	67.1	6.2	69.0	2.2	35	580	46	410	4.3	0.45	0.24	1.2
キビ（精白粒）	353	13.8	10.0	11.3	3.3	70.9	1.6	70.9	0.7	2	200	9	160	2.1	0.34	0.09	3.7
ヒエ（精白粒）	361	12.9	12.5	9.4	3.3	70.2	4.3	73.2	1.3	6	240	7	280	1.6	0.25	0.02	0.4
ライムギ（全粒粉）	317	12.5	10.8	12.7	2.7	60.0	13.3	70.7	1.4	1	400	31	290	3.5	0.47	0.20	1.7

出典）文部科学省『日本食品標準成分表 2020 年版（八訂）』

とされ、栄養価が高く、世界保健機構（WHO）が「未来の植物」と評価している。主食用に流通しているのは、種子の部分である。

　（1）**分類と特徴**　アマランサスの種子は、直径約 1.5 mm で、中央部に位置する外胚乳と、その周りを取り囲む胚（子葉と幼根）とに分けられる。果皮の色は淡黄色、赤色、黒色などがある。外胚乳はでんぷん質に富み、胚にはタンパク質、脂質、ビタミン、ミネラルが分布しており、アカザ科のキヌアの種子と酷似している。

　（2）**成分と栄養**　アマランサスは、精白米（うるち米）と比較し、タンパク質は約 2 倍、カルシウムは約 32 倍、鉄分は約 12 倍含まれており、米に加えて炊いて利用することもある（表 2-10 参照）。

　（3）**加工品**　小麦代替加工品やアレルギー代替食品としても利用され、製粉してパンや麺、製菓に利用されている。

8）その他の雑穀

　（1）**アワ**　アワはイネ科の植物である。アワには、大穂種（大アワ）、小穂種（小アワ）がある。収穫の時期から夏アワ、秋アワなどの品種に分けられる。また、でんぷんの質の違いから、粳アワと糯アワに分類される。精白粒の主成分は炭水化物で、主体はでんぷんである。タンパク質は約 10 ％含まれ、第一制限アミノ酸はリシンである。ビタミン B1 が多く含まれる。

　アワは、粉食や粒食され、五穀米としても利用され、加工品としては、饅頭、あわ餅、雷おこしなどが作られている。

　（2）**エンバク**　エンバクは、イネ科の植物である。カラス麦、オート麦とも呼ばれる。タンパク質は約 13 ％含まれ、第一制限アミノ酸はリシンである。精白して圧ぺんしたロードオーツや、炒った後ひきわりしたオートミールに加工して利用されることが多い。また、菓子のほか、麦芽にしてウイスキーの原料にも利用される。

　（3）**キヌア**　キヌアは、ヒユ科の植物で、疑似穀類といわれている。南米アンデス山脈の高地で数千年前より食用として栽培されている。脱穀した種子は白く、扁平な円形をしている。他の雑穀と同様に栄養価が高く、マグネシウム、リン、鉄などのミネラルやビタミン B 群を比較的多く含む。タンパク質にグルテンを含まないため、アレルギー代替食品としても利用できる。脂質のほと

んどがリノレン酸、オレイン酸といった不飽和脂肪酸である。

キヌアは粒のまま米に混ぜて炊飯、煮てスープなどに利用するなどのほか、粒のままや粉末にして製菓にも利用される。

（4）**キビ**　うるち種ともち種がある。実をそのまま炊いて粥に、粉にして餅やだんごなどに加工される。

（5）**ヒエ**　収穫した穀物は脱穀（穂からの穀粒の離脱）、脱稃（穎の除去）、精白（糠層の除去）を経なければ、食用とすることはできない。ヒエは米に混ぜて炊くほか、味噌などに加工されることもある。

（6）**ライ麦**　主に種子を粉末にしてパンの原料とされる。ライ麦は小麦と違ってグルテンを形成しないため生地の伸びが悪い。しかしグルテンを構成するうちのグリアジンのみ含まれており、全く膨らまないというわけではない。多少膨らむ分、ほかの穀物のパンに比べてより美味である。ライ麦だけでは生地が膨らみにくいため、小麦を混ぜてパンを作ることも多い。ライ麦粉には食物繊維やミネラルが豊富に含まれている。ライ麦の主なタンパク質はプロラミンである。

❷　イ　モ　類

イモは、植物の地下茎の一部が肥大した塊茎を食用にするもの、根が肥大した塊根を食用とするもの、それらの中間的な性質をもつ担根体を食用とするものの大きく３つに分類される（表2-11）。

多糖類を豊富に蓄積しており、一部のイモを除き、その主体はでんぷんである。栄養価が高く、栽培も容易であることから、世界的に広く食用とされる。しかし、水分含量が65〜85％程度と高いため、穀物に比べると貯蔵性や輸送性に劣る。無機質としてカリウムを多く含み、ビタミンは B_1 やCを比較的多く含有する（表2-12）。

表2-11　イモの食用部位による分類

分類	主なイモの種類
塊茎	ジャガイモ、サトイモ、コンニャクイモ、キクイモ
塊根	サツマイモ、キャッサバイモ、ヤーコン
担根体	ヤマノイモ

表2-12　イモ類の主要成分

（可食部100ｇあたり）

	エネルギー（kcal）	水分（g）	たんぱく質（g）	脂質（g）	食物繊維総量（g）	炭水化物（g）	ナトリウム（mg）	カリウム（mg）	カルシウム（mg）	β-カロテン当量（μg）	ビタミンB_1（mg）	ビタミンC（mg）
ジャガイモ（皮なし）	59	79.8	1.8	0.1	8.9	17.3	1	410	4	3	0.09	28
サツマイモ（皮なし）	126	65.6	1.2	0.2	2.2	31.9	11	480	36	28	0.11	29
ジネンジョ	118	68.8	2.8	0.7	2.0	26.7	6	550	10	5	0.11	15
ナガイモ	64	82.6	2.2	0.3	1.0	13.9	3	430	17	Tr	0.10	6
イチョウイモ	108	71.1	4.5	0.5	1.4	22.6	5	590	12	5	0.15	7
ヤマトイモ	119	66.7	4.5	0.2	2.5	27.1	12	590	16	6	0.13	5
サトイモ	53	84.1	1.5	0.1	2.3	13.1	Tr	640	10	5	0.07	6
キクイモ	66	81.7	1.9	0.4	1.9	14.7	1	610	14	0	0.08	10

注）Tr：含まれているが最小記載量に達していない

出典）文部科学省『日本食品標準成分表2020年版（八訂）』

コラム1　塊茎と塊根の見分け方

　茎を食べる塊茎では、表面がなめらかでひげ根がなく、日光にあてると緑化する。ジャガイモの葉は、重なり合わないように茎を回るようにずれて生えるが、塊茎も同様であり、芽の出るくぼみ（目）は約137.5°の角度でらせん状についている（図）。サトイモやコンニャクイモから出る芽のように見えるものは、実際には芽ではなく葉柄（茎と葉をつなぐ部分）である。

　根を食用とする塊根では、表面に細いひげ根（側根）が生えているのが特徴である。また、日光にあたっても緑化しない。イモの上部（茎に近い部分）から芽が、反対側の先端からは根が生える。

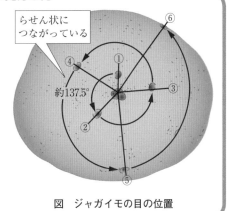

らせん状につながっている

約137.5°

図　ジャガイモの目の位置

1）ジャガイモ（バレイショ）

　世界で最も多く生産されているイモである。南米アンデス原産の植物であり、冷涼な気候での栽培に適している。

（1）**品種**　食用、加工食品用、でんぷん原料用、飼料用などの様々な品種が生産されている。食用品種では、男爵、メークインなどがある。男爵は、粉質でホクホクとした食感であることから、コロッケやマッシュポテト、粉ふきイモなどに調理される。メークインは粘質で煮崩れしにくく、煮物や炒め物などに向く。食用、加工用の兼用種として農林一号、でんぷん用には紅丸やコナフブキが広く栽培されている。

（2）**成分**　水分含量が高いが、低温に強く、長期貯蔵が可能である。固形分のほとんどはでんぷんである。また、イモ類の中ではビタミンCが豊富に含まれ、加熱後の残存率も高いとされる。

　ジャガイモには、有毒配糖体のソラニンやチャコニンが含まれる。発芽した芽の部分やその周皮、日光にあたり緑色化した部分に多く含まれることから、調理の際には十分に除去をし、さらにゆで汁に溶出するので茹でこぼすことによって、ある程度減少させることができる。

（3）**性質**　ジャガイモを切断して空気にさらしておくと、褐変が起こる。これは、イモに含まれるポリフェノールやチロシンが、ポリフェノールオキシダーゼによって酸化される酵素的褐変[5]によるものである。

　ジャガイモは通常、0〜8℃（最適温度は0.3〜3℃）、相対湿度85〜90％の環境下で貯蔵される。日本では、収穫後のジャガイモに放射線（γ線）照射を行うことにより、発芽抑制処理を行うことも認められている。この処理により、常温で数カ月間の保存が可能となる。

2）サツマイモ（カンショ）

　単位面積あたりのエネルギー生産量が高く、エネルギー源として重要な作物である。栽培が容易であること、生育中は常時収穫できることが特徴であり、救荒作物として戦時中にも広く栽培された。

（1）**品種**　多くの品種があるが、代表的なものは、粉質系の品種に鳴門金時、ベニサツマ、ベニアズマ、土佐紅など、粘質系の品種に紅はるか、シルクスイート、安納イモなどがある。また、

---

5 酵素的褐変：食品の褐変反応のうち、酵素が関与して起こるものをいう。

外皮が黄金色のコガネセンガンはそのまま食用とされるほか、各種加工食品、でんぷんやアルコール、甘味料などの原料、飼料としても用いられる。

(2) **成分**　主成分はでんぷんであり、食物繊維も豊富に含有する。サツマイモはβ-アミラーゼ活性が強く、貯蔵中や加熱中にでんぷんが糖化されマルトースが増加して甘味が増す。また、ジャガイモと同様に、ビタミンCは加熱後の残存率が高い。

サツマイモを切断した際に断面に見られる白い乳液は、ヤラピンと呼ばれ、未熟のイモに多い。緩下作用を有することが知られ、食物繊維の整腸作用とともに、便通の改善に役立つとされる。

皮の紫色はアントシアニン類[6]による。肉色の淡黄色〜橙色はカロテノイド系色素[7]であり、色が濃い品種ほどカロテン含量が高い。九州で多く収穫される紫イモや、沖縄の紅イモなどは、可食部にもアントシアニンを含む。

(3) **性質**　水分含量が高く腐敗しやすいこと、病気にかかりやすいこと、低温障害を起こしやすいことなどから、かつては長期貯蔵は困難とされていたが、現在は、キュアリング処理を行うことにより貯蔵性が高められている。キュアリング処理とは、収穫後に温度30〜32℃、相対湿度95％以上で1週間程度保存したのち、24時間以内に13℃前後に放熱する。これにより、表面の傷を受けた細胞層をコルク化させ、低温に対する抵抗力を増大させるとともに腐敗菌の侵入を防いで貯蔵性を高める方法である。サツマイモは、17℃以上で発芽し、9℃以下では腐敗することから、貯蔵は10〜15℃、相対湿度90〜95％の環境下で保存するのがよいとされる。

コラム2　サツマイモの甘さを引き出す調理

サツマイモに含まれるβ-アミラーゼは、生でんぷんはあまり分解せず、糊化でんぷんに特に作用する。一般に、サツマイモでんぷんの糊化温度は70〜75℃程度とされるので、イモがこの温度になるまではマルトースの生成はあまり進まない。一方、β-アミラーゼは高温で失活しやすく、90℃以上ではほとんど活性を失う。そのため、でんぷんを糊化し、さらにβ-アミラーゼを作用させるには、70〜90℃の温度帯をゆっくりと通過させると、マルトースがより多く生成されサツマイモの甘味が強くなる。電子レンジのように急速に加熱した場合には甘味が弱いのは、そのためである（表）。最近では、でんぷんの糊化温度が低く、β-アミラーゼによるマルトースの生成が早く始まることによって、電子レンジなどによる短時間の加熱でも甘さが得られる品種も育成されている。

焼きイモ（140±5℃）

加熱時間	糊化度 （％）	β-アミラーゼ 活性 (unit)[1]	マルトース (mg/g)[2]
0分（生）		86.5	67
30分	39〜46	43.4	135
60分	99〜102	10.3	248
90分	100〜102	5.1	254

電子レンジ（600W）

加熱時間	糊化度 （％）	β-アミラーゼ 活性 (unit)[1]	マルトース (mg/g)[2]
0秒（生）		213.4	10
20秒	6.6	139.5	19
40秒	62.8	144	92
60秒	88.5	30.6	102
90秒	68.8	3.7	120

注1）1 unit＝1mol マルトース/分（37℃）
注2）mg マルトース/g 湿重量
出典）桐渕壽子・久保田紀久枝「甘藷の加熱調理に関する研究（第1報）生成糖とβ-アミラーゼ活性」『家政学雑誌』27巻6号、日本家政学会、1976年、pp.418-422より一部抜粋・改変

6　アントシアニン類：植物に見られるフラボノイド系色素で、アントシアニジン骨格をもち赤〜青色を呈する色素である。

7　カロテノイド系色素：植物や動物に広く分布する赤〜黄色等を呈する脂溶性色素の総称。カロテン類とキサントフィル類に分類され、サツマイモの肉色は主にカロテン類のβ-カロテンによるものである。

3）ヤマノイモ

　ヤマノイモ科ヤマノイモ属の植物のうち、栽培作物として発達したものをいう。

　(1)　**分類**　　ジネンジョ（自然薯）、ダイジョ（大薯）、ヤマノイモに分類される。ジネンジョは日本原産で、古くから各地に自生している。ダイジョはアフリカ原産で、わが国では奄美大島や、沖縄、南九州などの暖地で栽培されている。ヤマノイモは中国原産で、イモの形状によって、長形のナガイモ、短根で扁平形のイチョウイモ、団塊状や球形のヤマトイモ（ツクネイモ）に分けられる。また、葉の付け根につくムカゴも食用とされる。

　(2)　**成分**　　主成分はでんぷんである。また、粘質物は、マンナンにグロブリン様タンパク質が結合した糖タンパク質である。一般にナガイモは粘質物が少なく、ジネンジョ、イチョウイモ、ヤマトイモは粘質物が多く粘りが強い。その強い粘性を利用して、和菓子やソバ、ガンモドキなどの生地のつなぎ、ハンペンの気泡形成や弾力付与の目的などに、広く用いられている。

　(3)　**性質**　　酵素活性が強く、ヤマノイモをすりおろすと変色をするのは、ポリフェノールオキシダーゼによって生じる酵素的褐変による。また、他の多くのイモ類と異なり生食されるが、その理由として、粘稠性の高い特徴的な食感を有することや、でんぷんのミセル構造が弱く消化酵素が作用しやすいことなどが考えられている。

4）サトイモ

　熱帯アジア原産であり、現在はアフリカ地域を中心にタロイモとして栽培され、主食とする地域もある。

　(1)　**品種**　　種イモの上に親イモを形成し、親イモの基部に子イモが、同様にして子イモから孫イモができる（図2-7）。利用上の品種として、親イモ用（タケノコイモ）、親子兼用（ヤツガシラ、エビイモ、セレベス）、子イモ用（石川早生、土垂など）、葉柄（ずいき）用の品種に分けられる。

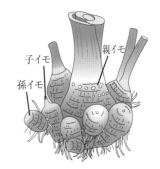

図2-7　サトイモ

　(2)　**成分**　　主成分はでんぷんである。特有のぬめりは多糖類のガラクタン[8]がタンパク質と結合したものである。調理の際は、このぬめりが原因となって、煮汁の泡立ちや吹きこぼれを引き起こす。また、えぐ味はホモゲンチジン酸とシュウ酸カルシウムによる。シュウ酸カルシウムは針状結晶であり、これが皮膚を刺激することにより痒みを生じることがある。

5）コンニャクイモ

　原産地はインド、スリランカ、インドシナ半島とされ、日本には、仏教とともに中国から伝来したとされる。

　(1)　**成分**　　主成分は、コンニャクマンナン（グルコマンナン）[9]である（図2-8）。生イモはシュウ酸カルシウムを多く含み強いえぐ味を呈する。そのため、そのまま食用とすることはなく、生イモコ

8　ガラクタン：ガラクトースを主体とする多糖類の総称。
9　コンニャクマンナン（グルコマンナン）：グルコースとマンノースが1：1.6の比率でβ-1, 4結合により主鎖を形成し、さらにβ-1, 3結合やβ-1, 6結合による枝分かれ構造を有している。また、一部の残基はアセチル化されている。グルコマンナンは水を加えると膨潤してコロイド状態となり、さらに水酸化カルシウムなどのアルカリを加えると抱水したまま凝固する。

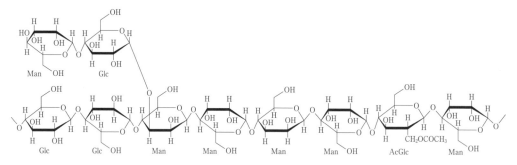

図 2-8　グルコマンナンの典型的な部分構造

出典）宮越俊一「こんにゃくとグルコマンナンの化学」『化学と教育』64 巻 6 号、日本化学会、2016 年、p.293

ンニャクに加工されたり、コンニャク粉（精粉）に加工される。

　コンニャク製品は水分を多く含むことや、コンニャクマンナンはヒトの消化酵素ではほとんど消化できないことから低エネルギーであり、また食物繊維を多く含むことから、健康食品としての利用価値も高い。

　（2）　加工　　精粉は、イモを洗浄し、薄い輪切りにして乾燥させ（荒粉）、さらに粉砕して得られたものであり、板コンニャクやシラタキ、ゼリー類やスープ類などの製造に利用される。

　コンニャクの加工には、一般に2〜3年生のイモが使用される。生イモを使用する場合と、精粉を使用する場合、両者を併用する場合とがある。生イモまたは精粉に水を加え、主に水酸化カルシウムなどのアルカリを加えて凝固させる。その後、加熱をすることにより凝固がさらに促進され、特有の弾力が得られるようになる。シラタキ（糸コンニャク）の場合には、精粉に水を加え、さらにアルカリを加えたのちに、アルカリ性の熱湯中に糸状に絞り出す。

　生イモコンニャクの場合は、生イモの皮が混入することによって灰色を呈するが、精粉を用いたコンニャクには、アラメやヒジキなどの海藻粉末を混合することによって、生イモコンニャクに似た色を作り出しているものもある。滋賀県近江八幡には、三二酸化鉄を加えることによって赤色に着色された赤コンニャクも伝わる。また、アオノリやユズなどで風味づけをし、薄切りにして食する刺身コンニャクと呼ばれる製品もある。

6）キクイモ

　北アメリカ原産で、日本には江戸時代に渡来したとされている。

　主成分はイヌリン[10] であり、でんぷんはほとんど含まれない。イヌリンは難消化性多糖類であることから、キクイモは他のイモ類に比べてエネルギーが低い。

　生食が可能で、漬け物などにも加工される。工業的にはフルクトースの原料やアルコール製造の原料としても用いられる。

7）キャッサバ

　ブラジル原産で、熱帯および亜熱帯地域で広く栽培されている。

　有毒な青酸配糖体であるリナマリン[11] の含量によって、その除去のため加工が必要な苦味種と、

10　イヌリン：フルクトースが β-2, 1 グリコシド結合により重合したもの。

11　リナマリン：細胞壁に含まれるリナマラーゼが作用すると青酸を生じ、中枢神経麻痺などを起こすことがある。

食用として利用可能な甘味種に分けられる。苦味種は主にでんぷんへの加工用に用いられ、日本ではそれを球状に成形したタピオカパールが多く利用されている。甘味種は、外皮を除去して調理に用いられるほか、乾燥、粉砕してキャッサバ粉とし、パンや菓子などの原料とされる。

❸ 豆　　類

　一般に、マメ科マメ亜科植物の完熟種子のうち、食用とするものをいう。未熟の種子を食べる場合や、未熟のさやごと食べる場合、完熟豆を吸水させ、発芽させてモヤシとして食べる場合には、日本食品標準成分表では野菜類に分類される。また、ラッカセイは、植物学的な分類上はマメ科であるが、タンパク質や糖質よりも脂質を多く含み、利用方法も他のものとは異なることから、種実類に入れられる。

　豆類にはタンパク質と脂質を豊富に含むもの（大豆）と、タンパク質と糖質を豊富に含むもの（その他の豆類[12]）がある。水分含量が低いため、貯蔵性や輸送性がよい。無機質としてカリウムやリンを多く含む。ビタミンB群が比較的多く含まれ、ビタミンCはほとんど含まれない。

　豆類には有毒成分としてレクチンが比較的多く含まれる。レクチン[13]はタンパク質であるため、十分な吸水と加熱を行えば変性し活性を失うが、生や加熱不十分な豆を摂取すると食中毒を起こす。

1）大　　豆

　(1) 分類・品種　　栽培時期、種皮やへそ目の色、大きさや形による分類などがある。種皮の色による分類では、黄色、黒色、緑色のほか、赤色、茶色、くらかけ（緑色で、へそ目の周りが黒色）もある。日本で栽培される代表的な品種には、フクユタカ、ユキホマレ、エンレイ、タチナガハ、リュウホウ、スズユタカなどや、黒大豆の丹波黒や光黒がある。多くの大豆加工品には黄大豆が用いられる。黒大豆は主に煮豆に、青大豆はきな粉や浸し豆、煮豆に用いる。

　(2) 成分　　大豆の主成分はタンパク質と脂質である。タンパク質の主体はグロブリンに属するグリシニンと β-コングリシニンである。タンパク質の大部分を水または熱水で抽出することができることから、その性質を利用して、豆乳や豆腐の製造が可能となっている。脂質のほとんどはトリアシルグリセロールで、脂肪酸組成は、リノール酸が49.7％、オレイン酸が25.2％を占め、そのほかにパルミチン酸や α-リノレン酸などが含まれる。また、リン脂質としてレシチン（ホスファチジルコリン）も比較的多く含み、乳化剤としてマーガリンやパン、菓子類の製造に利用されている。炭水化物は、食物繊維のほか、ショ糖、スタキオース[14]、ラフィノース[15]などの少糖類も含まれる。でんぷんは完熟の豆にはほとんど含まれない。ビタミンは、ビタミンB_1、B_2、Eが比較的多く、ビタミンEはその抗酸化作用によって脂質の酸化を防いでいる。完熟豆にビタミンCは含まれないが、未熟豆のエダ豆や、モヤシにすると生成される。

　黒大豆の種皮の色はアントシアニン系色素によるものである。アントシアニンは鉄イオンと錯体を形成すると安定するので、黒豆を煮る時に鉄釘を入れることがある。青大豆には、クロロフィル

12　その他の豆類：大豆以外の豆類を、雑豆（ざっとう）とも呼ぶ。

13　レクチン：糖結合タンパク質の総称。免疫細胞を活性化する作用があることも知られる。

14　スタキオース：ガラクトース、グルコース、フラクトースの各1分子から構成される三糖類。

15　ラフィノース：ガラクトース2分子、フルクトースとグルコース各1分子が連なった四糖類。スタキオース、ラフィノースはいずれも難消化性オリゴ糖で、ビフィズス菌増殖作用が認められている。

表 2-13　大豆中の生理活性成分

成分	機能
大豆タンパク質	血清コレステロール低下・抗動脈硬化、肥満改善、老化抑制
大豆ペプチド	易消化・吸収性、肥満改善
レクチン	生体防御
トリプシンインヒビター	抗癌作用
食物繊維	消化管機能改善、脂質代謝改善、結腸癌予防
大豆オリゴ糖	ビフィズス因子、消化管機能調節
フィチン	ミネラル吸収阻害、抗癌作用、コレステロール代謝調節
サポニン	脂質代謝改善、抗酸化作用
イソフラボン	エストロゲン様作用、骨粗しょう症予防、癌予防
リノール酸	必須脂肪酸、コレステロール代謝改善
α-リノレン酸	必須脂肪酸、循環器疾患改善、血清トリグリセリド低下、抗アレルギー作用、学習能改善
レシチン	脂質代謝改善、神経系機能維持（記憶・学習能）
トコフェノール	抗酸化作用、循環器疾患改善
植物ステロール	降コレステロール作用、心疾患改善、前立腺癌改善
ビタミンK	血液凝固、骨粗しょう症予防

出典）菅野道廣・高松清治「大豆の生理活性成分とその効用」『日本醸造協会誌』99巻3号、日本醸造協会、2004年、p.148

が多い。

　大豆特有の青臭さは、大豆に含まれるリポキシゲナーゼが原因となる。浸漬大豆を粉砕するなど大豆組織を破壊すると、大豆子実中の不飽和脂肪酸にリポキシゲナーゼが作用し過酸化脂質が生成される。これがさらにn-ヘキサナールなどに変化すると大豆臭を生じる。最近は、リポキシゲナーゼを欠損している品種も育成され、豆乳の製造原料などに用いられている。

　大豆は多くの生理活性物質を含むことでも注目されている（表2-13）。大豆イソフラボンは大豆に含まれるフラボノイドで、ゲニステイン、ダイゼイン、グリシテインなどがある。エストロゲンに類似した構造をもつため、受容体に結合して弱い女性ホルモン様作用を示し、骨粗鬆症の予防や更年期障害の軽減、脂質代謝の改善などに有効であるとされている[16]。

　また、トリプシンインヒビターにはインスリン合成能を高める効果があることや、抗腫瘍効果なども見出されている。ただし、多量に摂取すると消化不良や、膵臓の肥大が見られることも知られている。加熱により活性を失い、大豆製品中の残存量は豆乳で13%程度、味噌やしょうゆ、納豆では1%に満たないことから、大豆製品の日常の摂取量では問題にならない。

　(3)　**加工**　　大豆は栄養素を豊富に含む優れた食品であるが、食物繊維が多く組織が硬いことにより消化性が低いのが難点である。そのため、様々な加工を行うことによって、消化性を向上させている（図2-9）。

　(a)　**豆腐**　　豆乳を凝固剤によって凝固させたもので、製造法や用いる凝固剤の種類（表2-14）によって、木綿豆腐、絹ごし豆腐、ソフト豆腐、充填豆腐に分けられる（表2-15）。

16　サプリメントなどの濃縮物として摂取した場合、乳がん発症や再発等のリスクを高めるという報告もある。食品安全委員会は安全な摂取目安量の上限を、アグリコン換算で70〜75 mg/日に設定している。

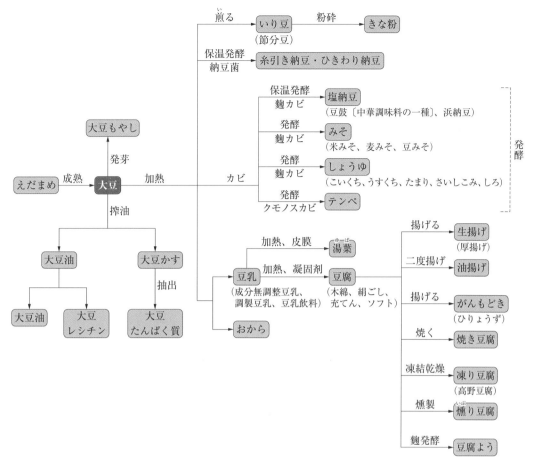

図 2-9　大豆の加工品

出典）栢野新市・水品善之・小西洋太郎編『栄養科学イラストレイテッド　食品学Ⅱ　食べ物と健康　食品の分類と特性、加工を学ぶ』羊土社、2016 年

表 2-14　豆腐製造に用いられる主な凝固剤

種類	化学式	凝固機構[1]	凝固速度[2]	ゲルの食感、食味
塩化マグネシウム（にがり）	$MgCl_2$	塩凝固	速い	食味は良好
塩化カルシウム	$CaCl_2$	塩凝固	速い	食味はやや劣る
硫酸カルシウム（すまし粉）	$CaSO_4$	塩凝固	比較的遅い	なめらか 食味はやや劣る
グルコノデルタラクトン（GDL）	$C_6H_{10}O_6$	酸凝固（等電点沈殿）	遅い	なめらか やや酸味が残ることがある

注1）塩凝固：タンパク質側鎖のカルボキシル基がマグネシウムイオンやカルシウムイオンによって架橋し、凝固する
　　酸凝固：グルコノデルタラクトンが加熱によりグルコン酸となり、豆乳の pH が低下する。大豆タンパク質の等電点に至るとタンパク質分子同士の電気的な反発力が低下するため、凝集、沈殿をする
注2）凝固速度が速いと離水を起こしやすく、豆腐作りに技術を要する。凝固速度が遅いと全体を均一に凝固させることができるため、作業性がよい

表 2-15　豆腐の種類

	使用する豆乳の濃度 （大豆固形分）	製造法	特徴
木綿豆腐	やや濃度の低い豆乳 （8～11 %）	豆乳に凝固剤を加えて凝固させ、凝固物を木綿を敷いた型箱に移し、圧搾・脱水させ成型する。	表面に木綿の布目がある。舌触りはやや粗く、硬めの食感である。
絹ごし豆腐	濃い目の豆乳 （12～13 %）	豆乳に凝固剤を加えて型箱の中で凝固させる。	表面はなめらかでやわらかい。
ソフト豆腐	木綿豆腐と絹ごし豆腐の中間の濃度	木綿豆腐の工程中、凝固物をあまり崩さず、かつ、圧搾を少なくした豆腐。	木綿豆腐と絹ごし豆腐の中間のやわらかさとなめらかさをもつ。木綿豆腐の一種。
充填豆腐	濃い目の豆乳 （12～13 %）	豆乳と凝固剤（グルコノデルタラクトン）を容器に充填、密封した後に加熱してゲル化させる。	舌触りがなめらかでやわらかい。衛生的で保存性が高い。充填絹ごし豆腐ともいう。

（b）**湯葉**　木綿豆腐と同程度の濃度の豆乳を 80 ℃程度に加熱すると、表面が皮膜となって凝固する。これをすくいあげたものが生湯葉であり、乾燥させて干し湯葉とする。皮膜の形成は、液表面における蒸発による濃縮とタンパク質の熱変性によって起こる。この際、脂質を取り込んで凝固するので、湯葉はタンパク質と脂質に富む。

（c）**凍り豆腐**　高野豆腐、あるいはしみ豆腐ともいう。豆腐を凍結した後、低温熟成をさせると、大豆タンパク質が凍結変性を起こし特有のスポンジ状の構造が形成される。

（d）**大豆タンパク**　大豆から採油した後の残渣である脱脂大豆を原料とする。

粒状に組織化した粒状大豆タンパクは、食肉加工食品（ミートボール、ハンバーグなど）に食感改良や焼き縮み防止の目的で用いられる。

繊維状に組織化した繊維状タンパクは、脂肪分離防止の目的でソーセージなどに用いられるほか、肉に似た組織を利用して、肉の代替食材として炒め物や揚げ物などの調理に用いられる。

分離大豆タンパクは、脱脂大豆から水抽出をした豆乳を乾燥した粉末である。栄養強化の目的で育児用調製粉乳やプロテインパウダーに用いられるほか、乳化・抱脂性による脂質分離防止の目的でソーセージなどに、吸水・保水性による離水防止の目的でハムなどの製造にも用いられる。

濃縮大豆タンパクは、脱脂大豆から糖類や無機塩類などを除き、乾燥させた粉末である。結着性を利用して、保型性向上のために水産練り製品や食肉加工品などに用いられる。

（e）**納豆**　糸引き納豆は、蒸煮した大豆に納豆菌を接種し、発酵させた食品である。丸大豆を使用する場合と、ひきわり大豆を使用する場合とがある。

納豆菌によりタンパク質が分解され、うま味成分、におい物質、粘性物質を生じる。特有のにおいの成分はアンモニア、ピラジン類、低級分岐脂肪酸（イソ吉草酸、イソ酪酸、2-メチル酪酸）などによるものと推定されている。粘質物質はポリグルタミン酸とフルクタンの混合物であるとされている。納豆菌によりビタミン B_2 や K_2[17] が産生されるため、大豆原料に比べてこれらの含量が高い。

寺納豆は、煮大豆に小麦粉と麹カビを接種し発酵させ、塩水を加えて熟成させたものである。浜

---

17 ビタミンKには血液凝固作用があるため、血栓塞栓症などの治療のため抗凝固剤のワーファリンを服用する者では、納豆の摂取には注意を要する。

納豆や大徳寺納豆などがよく知られる。

2）ア ズ キ

ササゲ属に属し、原産は一般に東アジアと考えられている。

（1）**品種**　大粒で煮ても皮が破れにくい特徴をもつ品種群は大納言と呼ばれ、大納言以外のアズキを普通アズキと分類する。大納言の品種には、アカネ大納言、北斗大納言などの赤アズキと、白アズキがある。普通アズキは一般に、小粒または中粒で、エリモショウズ、きたのおとめ、しゅまり等の品種がある。種子の形は円筒形のものが多いが、短円筒形、球形、楕円形、えぼし形のものもある。種皮の色は、多くは赤色であるが、灰白色、黒色、茶色、緑色、斑紋のあるものなどもある。

（2）**成分**　主成分は炭水化物とタンパク質で、脂質はわずかである。炭水化物の主体はでんぷんであり、食物繊維も多い。タンパク質は 80 ％がグロブリンである。

サポニンは食物繊維とともに整腸作用を示す。また、タンニンを含み、これを多く含むほど渋味が強くなることから、アズキを煮る際には渋切りを行う。種皮の色は、水溶性で褐色色素のタンニンと、水に不溶で紫色色素のカテキノピラノシアニジン[18] による。

（3）**加工と性質**　アズキの消費量の多くはあん、菓子、甘納豆、ゆでアズキ缶詰などの加工原料になる。

あんは、アズキをはじめ、インゲン豆やエンドウなどを煮てすりつぶしたものである。アズキなどの豆を水に浸漬すると、組織細胞が吸水して膨潤する。細胞内にはでんぷん粒が存在しこれを煮熟すると細胞内のでんぷんが糊化するとともに、細胞がその形態を維持したままばらばらに分離する。この分離した細胞はあん粒子と呼ばれ、あん粒子の集合体があんである。あん粒子には、糊化・膨潤したでんぷん粒が数個〜10 数個存在しており、その周りを熱凝固したタンパク質が囲み、さらにその外側を丈夫な細胞膜と細胞壁が覆った状態になっている。このような構造によりでんぷんの溶出が抑えられ、でんぷん粒同士が結合を作らないため、加水、加熱されても糊状にはならず、さらっとした口溶けのよい食感が得られる。

3）サ サ ゲ

主成分は炭水化物とタンパク質で、炭水化物の主体はでんぷんである。タンパク質は多くがグロブリンである。

ササゲは煮熟しても種皮が破れにくいことから、アズキの代わりに赤飯に用いられる。未熟のさやがやわらかいうちは野菜としても利用される。

4）緑　　　豆

ササゲ属に属する。原産は東洋である。日本ではほとんど栽培されず、ほぼすべてを中国や東南アジアなどから輸入している。

主成分は炭水化物とタンパク質である。炭水化物の主体はでんぷんであるが、そのほかにヘミセルロース、ペントサン、ガラクタンが含まれる。これらは粘性を有するので、緑豆でんぷんを原料にして作られた緑豆はるさめは、コシが強くなる。

---

18 カテキノピラノシアニジン：カテキンとシアニジンがピラン環で縮合したもの。アズキの種皮の色は、かつてはアントシアニン色素によると考えられていたが、実際にはほとんど含まれていない。

はるさめのほか、あん、煮豆、モヤシの原料にされる。モヤシとして食べる場合には、野菜類に分類される。

5）インゲン豆

原産は中南米である。

子実用品種とさや用品種があり、さや用（サヤインゲン）はさやがやわらかく野菜として利用される。子実用品種には、子実の種皮の色が白色のものに手亡、福白金時、大福、赤紫色のものに金時、斑紋入りのものにうずら豆、とら豆などがある。

主成分は炭水化物とタンパク質で、炭水化物の主体はでんぷんである。

菓子、甘納豆などの加工原料として用いられ、特に白インゲンは和菓子の白あんの原料として多用される。

6）エンドウ

子実用、さや用、青実用の品種に分けられる。形状は球形で、色は茶褐色、黄色、緑色などがある。

主成分は炭水化物とタンパク質で、炭水化物の主体はでんぷんである。タンパク質の多くはグロブリンである。

緑色の青エンドウは、煮豆、炒り豆、揚げ豆、あんの材料となる。茶褐色の赤エンドウは、みつ豆やゆで豆に用いられる。未熟のさやを食べるサヤエンドウ、完熟前の豆を食べるグリーンピース、未熟の豆をさやごと食べるスナップエンドウ、新芽を摘んで食べる豆苗はいずれも野菜類に分類される。

7）ソ　ラ　豆

完熟した豆を用いる子実用と、未熟のうちに収穫して食用とするむき実用の品種がある。

主成分は炭水化物とタンパク質で、炭水化物はでんぷんが主体である。

子実は煮豆（おたふく豆、しょうゆ豆、富貴豆）、炒り豆、揚げ豆、豆板醤の加工原料として用いられる。未熟のむき実は野菜類に分類される。

④　種　実　類

種実類は、硬い皮や殻に包まれた食用の果実または種子の総称。植物の種子や仁を食用とするもので、堅果類、核果類、種子類に分類される。栄養成分の組成によって、炭水化物に富むもの、タンパク質に富むもの、脂質に富むものなど、それぞれに特徴が見られる（表2–16）。一般的に水分含量は低く、脂質含量が高いためエネルギーは高く、特定のビタミンやミネラルを比較的多く含んでいることが特徴としてあげられる。いずれも乾燥状態で水分含量も低いことから、貯蔵性が高く、長期で保存することができる。炒って加熱することで種実に含まれる成分間で反応が起こり、特有のナッツ香が生じ、この香りがナッツのおいしさの要因となっている。

この食品群に属する食品は、「ラッカセイ」を除いて、穀類あるいは豆類以外の植物の種子およびその製品で、植物学的には必ずしも近縁ではない。「ラッカセイ」は豆類であるが、脂質含量が高いため、この食品群に分類されている。

1）種実類の分類

（1）　**堅果類**　　堅果類は、果実類の中で子房壁が発達し、外果皮が著しく硬くなったもので、主

として種子中の肥大した仁[19]を食用とする。果実が硬い殻に包まれ果皮は乾燥して木化し裂開せず、1〜数個の種子を含む果実を指し、クリ、ヘーゼルナッツ等が含まれる。

（2）**核果類**　果実の中に大きな1つの核があり、核の中にある種子を食用とするもので、アーモンド、クルミなどが含まれる。

（3）**種子類**　種子を食用とするものでゴマ、ハスの実、ケシの実、カボチャの種などが含まれる。

表 2-16　代表的な種実類の主要成分の組成

(100 g あたり)

	エネルギー (kcal)	水分 (%)	タンパク質 (%)	脂質 (%)	炭水化物 (%)
アーモンド　乾	609	4.7	19.6	51.8	20.9
クルミ　炒り	713	3.1	14.6	68.8	11.7
ピスタチオ　炒り	617	2.2	17.4	56.1	20.9
カシューナッツ　フライ	591	3.2	19.8	47.6	26.7
ラッカセイ大粒種　乾燥	572	6.0	25.2	47.0	19.4
バターピーナッツ	609	2.4	23.3	53.2	18.3
ニホングリ　生	152	58.8	3.5	0.6	36.7
チュウゴクグリ	207	44.4	4.9	0.9	48.5
ギンナン　生	169	56.9	4.7	1.5	35.8
ゴマ　炒り	605	1.6	20.3	54.2	18.5
ヒマワリ　フライ	587	2.6	20.1	56.3	17.2
ココナッツパウダー[1]	676	2.5	6.1	65.8	23.7

注1）ココナッツパウダーは成熟した果実の胚乳を乾燥し、粉末にしたもの
出典）文部科学省『日本食品標準成分表 2020 年版（八訂）』

2）種実類の利用法

種実類の利用としては、種をそのまま食用とする場合が多く見られる。多くは種皮や殻を取り除いて乾燥させたものが食用とされる。また、種実類は炒るなどした後、塩や砂糖、油脂などを用いて調味加工されたものもある。加工された種実類は、飲酒時におつまみとして食べるほか、洋菓子に利用されたり、砕いてサラダなどのトッピングとして食べられることも多い。

種実類には脂質含量が高いものが多く、その特性を生かして食用油脂の原料として活用されている。マカダミアナッツ、ココナッツ、クルミ、ヘーゼルナッツなどから油脂が抽出されている。中でも最も有名なものは、ゴマ油、ヒマワリ油である。ピーナッツ油などで、食用として調理で活用されている。用途はてんぷら油、サラダ油のほかにマーガリンなどの材料にも利用されている。

3）種実類のアレルギーについて

種実類のアレルギーはアレルギーの中でも症状が比較的重く、成長してもアレルギー反応が継続し、耐性を獲得しにくいといわれている。わが国でも近年では種実アレルギーの発症率が上昇しているといわれている。種実類は、菓子類やドレッシング、ミックススパイスなど様々な加工食品に使用されており、そのものを食べるだけではなく、気づかないうちに摂取してしまうことが多いと考えられる。

種実類のアレルギーの中で最も有名なのはピーナッツアレルギーで、ごく少量のピーナッツ成分でも重篤なアナフィラキシー[20]ショックを発症することがあるため、注意しなければならない。ローストする（炒る）ことでアレルゲン性が高まるともいわれている。ピーナッツは特定原材料であり、原材料表示が義務づけられているので、含有の有無を確認することができる。ピーナッツオ

19　仁：種子の中にあり、子葉となるための胚と、胚の栄養分である胚乳部分。
20　アナフィラキシー：「アレルゲンなどの侵入により、全身にアレルギー症状が惹起され、生命に危機を与え得る過敏反応」をいう。「アナフィラキシーに血圧低下や意識障害を伴う場合」をアナフィラキシーショックという。

イルを含めた除去が必要である。

　他の種実では、カシューナッツとピスタチオ、クルミとペカンナッツの間には強い交差[21]抗原性があることが認められている。どちらかにアレルギーをもつ場合には、両方とも除去する必要がある。アーモンド、クルミ、カシューナッツ、ゴマは、アレルギー表示の推奨品目であり、表示されていない場合があるため、十分に留意しなければならない。

4）代表的な種実の特徴

　（1）**クリ**　　クリはブナ科クリ属の木の種実。世界中に数多くの品種があり、大きく分けるとニホングリ、チュウゴクグリ、ヨーロッパグリ、アメリカグリに大別される。日本で自生しているシバグリを改良してできたニホングリは大粒で、渋皮がはがしにくいのが特徴である。それに対し、チュウゴクグリは小粒で甘味が強く、渋皮がはがれやすい。チュウゴクグリを焙煎して作られる焼きグリは天津甘栗[22]として広く流通しており、甘味が強く渋皮がきれいにはがれやすいため好まれている。そのほか、マロングラッセの材料となるヨーロッパグリなどがある。

　主成分はでんぷんであり炭水化物含量が高く、タンパク質および脂質含量は低く、ミネラルではマンガンと銅の成分が多い。果肉に見られる黄色はカロチノイド色素由来である。渋皮にはポリフェノールの一種で抗酸化性を有するタンニンが含まれている。

　（2）**アーモンド**　　アーモンドは、バラ科サクラ属の落葉高木。モモやウメの近縁種であり、日本では春に桜によく似た花を一斉に咲かせ、ウメなどに似た果実をつける。その果肉は食用にならないが、果実の中の種子（核）の殻を取り除いた仁の部分が「アーモンド」として食用とされている（図2-10）。日本には江戸時代にポルトガル人が持ち込んだのが最初とされている。現在ではアメリカのカリフォルニア州が最大の産地である。

　脂質含量は50％程度と高く、タンパク質および炭水化物は20％程度含まれている。ビタミンではビタミンEが豊富に含まれており、ミネラルでは銅、マグネシウムなどが多く含まれている。また、食物繊維を豊富に含んでいることから、整腸作用効果も期待される。近年、アーモンドの摂取によりコレステロールの低下作用や糖尿病改善作用が報告され、その機能性が注目されている。アレルギー表示については、推奨品目（特定原材料に準ずるもの）とされ表示が推奨されている。

　甘扁桃と苦扁桃の2系統が存在しているが、甘味を呈する甘扁桃の種子の仁が食用に供される。生のまま食べることもできるが、加熱して塩味をつけて食べるほか、スライスまたは粉末にしたものを洋菓子の材料として利用することも多い。種子を水につ

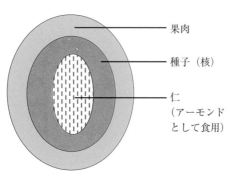

果肉
種子（核）
仁
（アーモンドとして食用）

図2-10　アーモンド果実の断面の模式図

21　交差：ある抗体がその抗体の産生を引き起こした原因である抗原とは別で、構造が類似した抗原に結合すること。交叉反応ともいう。抗原として認識されたあるタンパク質によく似た構造をもつ別のタンパク質が体内に侵入すると、最初に作られた抗体と類似した抗体が作成され、2つの抗体がどちらの抗原（タンパク質）にも同じように反応するようになる。これによって、アレルゲンタンパク質に似た構造をもつ別の物質（タンパク質）がアレルギー発症を引き起こす原因となる。

22　天津甘栗：チュウゴクグリを鍋の中で砂と一緒に炒り、熱がよく通った時にゴマ油や水あめまたは砂糖を加えて炒り上げたもの。殻が手で容易に割ることができ、実がほくほくした食感をもち、甘味が強いのが特徴である。

けてから破砕し、こして得られるものをアーモンドミルクと呼び、アーモンドの栄養が摂取できる飲料として販売されている。特に動物性の食品を食さないベジタリアンにとって、アーモンドミルクはミルクの代用品として利用されている。

(3)　**クルミ**　クルミはクルミ科クルミ属の落葉高木の総称である。その核果の種子（仁）を食用とする。食用としての利用は古い。日本列島に自生しているクルミの大半はオニグルミといい、非常に硬く、種子が取り出しにくく食べにくい。現在食用とされている代表的なものはペルシャグルミで、2000年前から栽培されていたとされている。クルミの原産地はヨーロッパ南部からアジア西部である。生産量はアメリカと中国で、日本は主にアメリカから輸入している。そのまま食したり、クルミパンの材料としても用いられている。特殊な用途としてペーストにしてソバのたれの一部とされる。脂質が実全体の70％を占めており、カロリーが高い。また、食物繊維、ビタミンE、マグネシウムなどが豊富に含まれている。クルミは種実類の中でn-3系脂肪酸を最も多く含んでいることが特徴である。ひとつかみのクルミ（約28 g）で、1日の摂取量に十分なオメガ3脂肪酸（2.5 g）が摂取できる。

(4)　**ラッカセイ（ピーナッツ）**　ラッカセイは、マメ科ラッカセイの種子である。ラッカセイは豆類であるが、脂質含量が高いため、種実類に分類されている。ピーナッツ、南京豆とも呼ばれる。ラッカセイは、世界中の熱帯および亜熱帯地域で栽培され、原産地はおそらく南米とされている。最大の生産国は中国であり、その6割は油脂用であるが、日本ではおつまみや菓子として食べられている。

ピーナッツの一般食品成分は脂質が50％程度と高く、タンパク質と炭水化物はいずれも20％程度あり、銅、ビタミンE、ナイアシンが豊富に含まれている。

ピーナッツはソバと並んで重篤なアナフィラキシーを誘発する食品で、近年においてわが国でもピーナッツアレルギー患者の増加が著しい。日本においては、アレルギー表示において義務表示品目（特定原材料）の1つとして表示が義務化されている。ピーナッツの主要アレルゲンは貯蔵タンパク質に含まれ、他の豆類や種実類ともアミノ酸配列が類似しており、豆類や種実類と交差反応を起こすことが報告されている。

(5)　**ココナッツ**　ヤシ科ココヤシ属の常緑高木で、果実の中身である核の中の仁や胚乳を食用とする。果実は長さ30cmほどの卵型。アジアやアフリカ西海岸、中米や南米などの熱帯・亜熱帯に多く分布している。フィリピン、タイ、インドネシアが主な産地とされる。赤道をはさんで南北25°のココヤシがよく育つ地域は「ココナッツベルト」と呼ばれている。ココヤシの果実は繊維質の茶色い厚い外果皮に包まれ、その中に硬い内果皮に包まれた種子があり、この種子内部に白色の胚乳があり、胚乳は固形胚乳と液状胚乳に分かれている。

ココナッツはその部位や成熟度により、様々な利用方法がある。成熟果の胚乳を削り取って乾燥させたものをコプラといい、洋菓子で使うココナッツはこのコプラを細かくおろしたものである。緑色の未熟果には液状のココナッツウォーターが含まれており、飲料として利用されている。生の成熟果の胚乳やコプラを水に浸して浸出液を揉み出したものはココナッツミルクと呼ばれ、白濁色で脂肪分

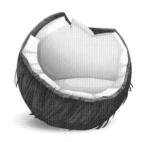

図2-11　ココナッツの実
出典）https://publicdomainq.
net/coconut-0042516/

を多く含み、かすかな酸味と甘味があり、熱帯各地で様々な料理の素材として使われている。果実の種子内部の胚乳から抽出精製され得られるココナッツオイルは、飽和脂肪酸の中でも中鎖脂肪酸を多く含み酸化しにくいことから、近年身近に利用されるようになった。ナタデココはココナッツウォーターを酢酸菌で発酵して作成される。

⑹ **ピスタチオ**　ピスタチオは、ウルシ科カイノキ属の落葉亜高木の実。主にイランやアメリカで栽培されている。長径3cmほどの楕円形の殻果は、成熟すると、裂開果と呼ばれる殻の一辺が裂けた独特の形状を呈し、外側の硬い殻をむいて、中の緑色を呈する部分を食用とする。殻つきで販売されているものも多いが、素手で割ることができ、生食するほか、炒って食される。種実の中でもとりわけ実がやわらかく、しっとりした食感をもつ。近年、ピスタチオグリーンと表現される鮮やかな緑色を生かし、洋菓子やアイスクリームの原料として人気がある。

主成分は脂質で50％以上含まれ、タンパク質も18％程度含まれている。ミネラルとビタミンでは、銅、ビタミンB_6が豊富に含まれており、カリウム、鉄含量も高く、食物繊維も多く含まれている。

⑺ **ギンナン**　ギンナンとは、裸子植物で落葉性の高木であるイチョウの木の種子の中にある緑色を呈する胚乳組織で、その部分を食用とする。イチョウは雄の木と雌の木が存在し、雌の木にのみ実がなる。カリウムやビタミンEが多い。炒りや焼きで食するほか、茶碗蒸しの具として利用される場合もある。独特の香りと食感が特徴である。ギンナンが実るイチョウの木は全国に自生していたり、植樹されている。イチョウの種子の外側の部分はオレンジ色で、触ると皮膚がかぶれることもありまた悪臭がする。食べすぎると、嘔吐、下痢、呼吸困難急性中毒を起こす場合があるので気をつけなければならない。特に幼児には解毒能力が弱いので注意が必要である。

⑻ **ゴマ**　ゴマはゴマ科ゴマ属の一年生草本で、天平時代にはすでに西日本の各地で栽培されていた記録が残されている。日本には東南アジア、アフリカ等から輸入されるものが多く、現在では国内生産されたゴマは少ない。黒ゴマ、茶ゴマ、白ゴマに大別される。脂質含量は50％程度と高く、カルシウム、鉄、銅、マグネシウムが豊富に含まれている。ビタミン類ではナイアシンと葉酸が含まれている。

ゴマから得られるゴマ油は、特有の香りと酸化的劣化に対して安定性が非常に優れていることが特徴である。ゴマの一般食品成分においては脂質が50％以上と大変高く、タンパク質および炭水化物は20％程度含まれている。脂肪酸組成ではオレイン酸、リノール酸が各々40〜45％を占め、ミ

コラム3　種実類の歴史

人類の歴史において、古代から種実類は貴重な保存食としてだけでなく、様々な遺跡でも種実類が発見されていることから、神事や催事などの供物にも利用されていたと考えられる。人類が初めてナッツの殻を割って食べたのは、今から数百万年前のこととされている。日本でも、縄文時代から、クルミ、ドングリ、クリ、トチの実などのナッツが食べられていた。

クルミは人類が食用にしてきた"最古のナッツ"といわれ、約9000年前の紀元前7000年ごろから食べられていたと考えられ、古代エジプトの王の墓からも、クルミなどのナッツが発見されている。アーモンドの起源は非常に古いと考えられており、アーモンドが旧約聖書に登場することからも、古くから貴重な食物であったことが伺える。その後広く栽培されて中世ごろまでは王侯貴族や上流階級の人々だけの高級嗜好品とされていた。

ネラルにおいてはカルシウム含量が高く、鉄、亜鉛、マンガンなどが豊富に含まれている。ゴマに含まれるセサミンやセサモールは肝臓の機能を助けるといわれており、ゴマリグナンは体内の活性酸素を除去する働きがある。

❺　野　菜　類

1）野菜類の種類と特徴

（1）**野菜類の生産方法**　野菜の栽培は昔から露地栽培を主体として、その土地の気候や風土に合った、栄養価や嗜好性の高い旬の野菜が作られていた。合わせて、新しい品種の育成やビニールハウス、ガラスハウスなどの施設栽培も増加しており、旬の時期以外でも野菜を入手できるようになっている。最近では、栽培に土壌を用いない養液栽培や、光量や衛生管理を徹底した植物工場による栽培も増加しており、レタス、トマト、スプラウト類などが実際に出荷されている。また、消

費者の健康志向の高まりから無農薬での栽培が注目されている。日本農林規格（JAS規格）において、有機栽培を行い、その規格を満たし、認定機関の検査を受けた農作物や加工品などに有機JASマーク（図2-12）を表示している。また化学合成農薬や化学肥料の使用量などを減らし、農林水産省のガイドラインに基づいて栽培された特別栽培農産物もある。

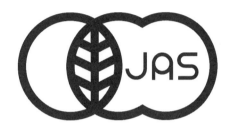

図 2-12　有機 JAS マーク（太陽と雲と植物をイメージしたマーク）

出典）農林水産省ホームページ「有機食品の検査認証制度」
https://www.maff.go.jp/j/jas/jas_kikaku/yuuki.html

（2）**野菜類の分類方法**　野菜とは、一般には食用とされる草本植物のことを指すが、様々な分け方があり明確にはなっていない。例えば、果実には果樹と草本のものがあり、草本植物について、農業としての観点からは、野菜として扱われる。しかし、栄養学の観点では果実としての性質が強いことから、果実の取り扱いになる。ほかにもマメ科の植物について栄養学の観点から、完熟種子が豆類、未熟種子は野菜類の取り扱いになる。そのため、ここでは栄養学の観点から分類をして、野菜類について述べる。

野菜類は種類が多く、利用される部位によって葉菜類、茎菜類、根菜類、果菜類、花菜類の5分類に分けられる（図2-13、表2-17）。さらに近年では、発芽野菜として新芽の葉と茎を食す、スプラウトの種類が増えたため、その他の野菜として取り扱う。

また、カロテン含量により緑黄色野菜（表2-18）と淡色野菜に分けられる。緑黄色野菜は、

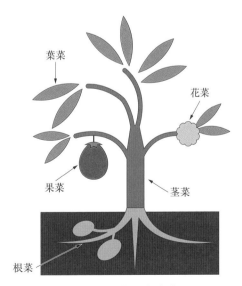

図 2-13　野菜の利用部位

出典）柗野新市・水品善之・小西洋太郎編『栄養科学イラストレイテッド　食品学Ⅱ　食べ物と健康　食品の分類と特性、加工を学ぶ』羊土社、2016年、p.56

表 2-17　野菜の分類

	葉菜類	茎菜類	根菜類	果菜類（未熟豆）	花菜類
特徴	葉を食用とする。緑黄色野菜が多い。	鱗茎、球茎、塊茎など茎を食用とする。食物繊維が多い。	根を食用とする。ビタミン類は少ない。※植物学上の地下茎や根茎も含む。	果実を食用とする。低温障害を受けるものが多い。	花蕾、花を食用とする。
野菜名	アサツキ　キャベツ シソ シュンギク チンゲン菜 ニラ ネギ ハクサイ ホウレン草 ミズナ レタス	アスパラガス ウド タケノコ タマネギ ニンニク ラッキョウ	ゴボウ ショウガ ダイコン（根） ニンジン レンコン	アーティチョーク インゲン豆 エダ豆 サヤエンドウ オクラ カボチャ キュウリ ズッキーニ ソラ豆 トウガラシ トマト ナス ピーマン	カリフラワー ブロッコリー ミョウガ

表 2-18　緑黄色野菜一覧

あさつき あしたば アスパラガス いんげんまめ（さやいんげん） うるい エンダイブ （えんどう類） 　トウミョウ（茎葉、芽ばえ） 　さやえんどう おおさかしろな おかひじき オクラ かぶ（葉） （かぼちゃ類） 　日本かぼちゃ 　西洋かぼちゃ からしな ぎょうじゃにんにく みずな キンサイ クレソン ケール こごみ こまつな コリアンダー さんとうさい ししとう しそ（葉・実） じゅうろくささげ しゅんぎく すいせんじな すぐきな（葉） せり タアサイ	（だいこん類） 　かいわれだいこん 　葉だいこん 　だいこん（葉） （たいさい類） 　つまみな 　たいさい たかな たらのめ ちぢみゆきな チンゲンサイ つくし つるな つるむらさき とうがらし（葉、果実） （トマト類） 　トマト 　ミニトマト とんぶり ながさきはくさい なずな （なばな類） 　和種なばな 　洋種なばな （にら類） 　にら 　花にら （にんじん類） 　葉にんじん 　にんじん 　きんとき 　ミニキャロット 茎にんにく （ねぎ類） 　葉ねぎ 　こねぎ	のざわな のびる パクチョイ バジル パセリ はなっこりー （ピーマン類） 　オレンジピーマン 　青ピーマン 　赤ピーマン 　トマピー ひのな ひろしまな ふだんそう ブロッコリー（花序、芽ばえ） ほうれんそう みずかけな （みつば類） 　切りみつば 　根みつば 　糸みつば めキャベツ めたで モロヘイヤ ようさい よめな よもぎ （レタス類） 　サラダな 　リーフレタス 　サニーレタス 　レタス（水耕栽培） 　サンチュ ルッコラ わけぎ （たまねぎ類） 　葉たまねぎ みぶな

出典）厚生労働省「『日本食品標準成分表 2020 年版（八訂）』の取扱いについて」
https://www.mhlw.go.jp/hourei/doc/tsuchi/T210810H0060.pdf

「原則として可食部 100 g あたりカロテン含量が 600 μg 以上の野菜」のことであり、600 μg 未満の野菜を淡色野菜と呼ぶ。しかし、カロテン含量が 600 μg 未満であっても、トマト、ピーマン、サヤインゲン、グリーンアスパラガスなどは、1 回における摂取量および摂取頻度が多いことから、栄養学的に緑黄色野菜に分類される。健康日本 21 にて、野菜類の望ましい摂取量は 1 日あたり 350 g となっており、うち 120 g は緑黄色野菜の摂取が目標となっている。しかし、2000 年に健康日本 21、2012 年に健康日本 21（第二次）が示されてから一度も目標の摂取量に到達できたことはなく、不足した状況が続いている。そのため、この分類は栄養指導上重要であり、その際、緑黄色野菜は全体的に色が濃いという特徴があるため、簡易的に見分ける方法として利用できる。

　ほかにも分類として、農薬を使わずに栽培された有機野菜や、京野菜などの伝統野菜などもある。

　（3）**野菜類の成分**　野菜類は、栄養成分も含まれてはいるが、寄与する割合は多くない。むしろ、感覚機能に関わる成分や、生理機能に関わる成分に大きな特徴がある。

　栄養成分では、野菜類は 90 % 以上が水分であり、炭水化物が少し含まれる。カボチャやレンコンなどは水分が少なく、炭水化物が 10～20 % 程度となっている。また、セルロースやペクチンなどの食物繊維を多く含む。ビタミン A は多くがプロビタミン A として存在し、緑黄色野菜に多く含まれる。また、野菜類は果実類とともにビタミン C の重要な供給源となっている。無機質（ミネラル）はカリウムが多く、体内でナトリウム量が過剰な際に排泄する働きが期待できる。しかしカリウムは煮る、茹でるなどの調理操作で減少するため、調理方法に工夫が必要になる。さらに、緑黄色野菜はカルシウム、緑色の野菜はマグネシウムのよい供給源となる。

コラム 4　生活習慣病を防ぐ野菜

　健康日本 21 にて野菜摂取量の目標量が設定され、1 日あたり 350 g となっている。なぜ 350 g なのかというと、野菜摂取が生活習慣病に効果的に作用するとされている量だからである。野菜の摂取が寄与するカリウム、食物繊維、抗酸化ビタミンなどの成分が、循環器疾患やがんの予防に効果的であることが報告されている。しかも、その成分はサプリメントなどの強化した食品ではなく、食品として摂取することがよいとされており、その成分の適切な量が 350～400 g となっている。2019 年の国民健康・栄養調査では、日本国民の実際の野菜摂取量は 280.5 g であり、目標量の約 80 % となっている。そこで、「野菜をあと 1 皿食べよう」という取り組みが様々な地域で行われている。小鉢 1 皿や具だくさんの味噌汁を追加することで約 70 g の野菜がプラスで摂取でき、目標量に到達できるという取り組みである。しかし、生活習慣病に効果的な成分が、調理や加工で損失する可能性があることや、野菜摂取量が増加すると塩分摂取量が一緒に増加する傾向があることなど、摂取時に気をつけたい点もある。

　感覚機能に関わる成分は、色素成分、呈味成分、香気成分が含まれる。色素成分は脂溶性のクロロフィル、カロテノイド、水溶性のフラボノイド、アントシアンが野菜の種類によって複雑に含まれており、未熟果から完熟果への色の変化などを引き起こす。すべての植物に含まれるクロロフィルは、緑色の野菜では特に多く含まれている。緑黄色野菜の基準となる β-カロテンは、黄橙色を示すカロテノイド色素である。呈味成分では、うま味成分だけではなく、辛味、えぐ味、渋味などが含まれる。そのため、うま味を強める、えぐ味や渋味を抑制するなど、調理方法に工夫が必要になる。さらに野菜には様々な特徴的な香気成分が含まれ、酵素の働きによって発現するものもある。

　生理機能に関わる成分では、多くの野菜にポリフェノールが含まれる。ポリフェノールは、分子内に複数のフェノール性水酸基をもつ物質であり、様々な成分が存在し、種類によって生理機能を

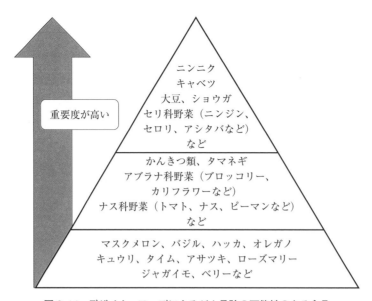

重要度が高い

ニンニク
キャベツ
大豆、ショウガ
セリ科野菜（ニンジン、
セロリ、アシタバなど）
など

かんきつ類、タマネギ
アブラナ科野菜（ブロッコリー、
カリフラワーなど）
ナス科野菜（トマト、ナス、ピーマンなど）
など

マスクメロン、バジル、ハッカ、オレガノ
キュウリ、タイム、アサツキ、ローズマリー
ジャガイモ、ベリーなど

図 2-14　デザイナーフーズによるがん予防の可能性のある食品
資料）データはアメリカ国立がん研究所によるデザイナーフーズ

発現する。さらに、食物繊維や感覚機能に関わる成分にも、様々な生理機能が報告されている。野菜類はこのように、栄養機能だけではなく生理機能をもつフィトケミカルを多く含み、抗酸化作用、がん予防などの機能性を発現する（図2-14）。現在では一部のモヤシやホウレン草などが、保健機能食品の 1 つである機能性食品として登録され、販売されている。

２）野菜類の保存方法

　収穫後の野菜は栄養源を絶たれるが、呼吸や水分蒸散などの生理現象が起こっている。それにより、品質が変化するため、野菜を保存する際には生理現象の制御が重要になる。野菜の種類によっては低温障害を起こすため、注意が必要になる。また、休眠後、発芽が起こるものもある。タマネギは、収穫後に乾燥し貯蔵される。その際、3〜4 カ月休眠するが、これをすぎると発芽が起こる。発芽を抑制するためには、冷蔵保存が最適で、タマネギは強制休眠状態となる。

　(1)　呼吸　　収穫後の野菜類における呼吸は、通常の生物と同様に酸素を吸収し、二酸化炭素を排出する。この呼吸は、野菜自身の栄養を使用して行っているため、呼吸量が多くなるほど、品質の低下が起こる。一般的に呼吸量は根菜類＜果菜類＜葉菜類の順で大きく、また温度が高いほど呼吸量が多くなる。呼吸を抑制する方法として、温度を低く維持する低温貯蔵、庫内の気体組成を調節する CA 貯蔵、プラスチックフィルムを用いて包装する MA 貯蔵などが行われている。

　(2)　蒸散　　前述の呼吸は気孔を通して行われ、同時に蒸散が起こっている。蒸散は、野菜から水分が蒸発することであり、保存中の野菜でも起こる。蒸散が進むと、野菜中の水分が減少し、萎凋や肉質の変化が起こり、品質が低下する。アスパラガス、キュウリ、セロリ、ナス、ホウレン草などは特に蒸散が起こりやすい。蒸散を抑制する方法として、低温貯蔵、MA 貯蔵などが有効である。

　(3)　低温障害　　呼吸や蒸散など、野菜の品質低下の原因を抑制する方法として、低温貯蔵がある。しかし、野菜によって保存に適する温度は異なり、特に夏野菜や熱帯・亜熱帯原産の野菜などには低温障害を起こすものがある。これらは 10℃以上の高い温度に最適温度がある野菜が多く、

0℃近くで保存してしまうと、水浸状の腐敗、軟化や褐変などの低温障害が起こる。そのため、それぞれに適した温度での保存が必要とされる（表2-19）。

3）野菜類の加工品

（1）**漬け物**　漬け物は、野菜を長期保存するための加工方法である。しかし近年では、健康志向の高まりから、塩分濃度などの低いものが多く、保存性は期待できず、あくまでも加工品としての位置づけが強い。種類は、塩漬け、酢漬け、ぬか漬けなどがあり、特にぬか漬けではビタミンB_1やビタミンB_2がぬか床から移行し、ぬか漬けにする前よりもそれらの成分含量が高くなる。

（2）**乾燥野菜**　乾燥野菜は、古くから野菜の長期保存のために用いられてきた手法であり、切り干しダイコンやカンピョウなどは日本の食生活には欠かせない食材である。野菜の乾燥方法では、昔から行われている天日乾燥や機械を使った熱風乾燥が一般的である。最近では、凍結乾燥（フリーズドライ）も多く取り入れられている。凍結乾燥した野菜は、色、味、栄養成分の変化が少なく、水戻し時の復元性も高いため、乾燥野菜の品質も向上している。近年では、常温で長期保存が可能な点を生かし、非常食としても注目されている。

（3）**冷凍野菜**　冷凍野菜は、ポリフェノールオキシダーゼなどの酵素を不活性化するためブランチング処理をし、急速凍結した野菜である。エダ豆、ブロッコリー、カボチャ、ホウレン草、ネギなどの、素材を切って冷凍野菜にしたものや、ミックスベジタブルのように切った後に他の野菜と合わせて冷凍野菜にした商品もあり、幅広く利用されている。

4）葉　菜　類

（1）**キャベツ**　キャベツは種類が多く、流通量の多い一般的な結球キャベツをはじめ、葉の縮れたチリメンキャベツ、葉が紫色で硬くしまった紫キャベツ、葉の付け根の脇芽が小さく結球する芽キャベツなどがある。さらに、収穫時期でも種類があり、早春から初夏に出回る春キャベツ（春玉）と冬を中心に広く出回る冬キャベツ（寒玉）がある。春キャベツは巻きがゆるく、外葉の緑色が濃いのが特徴で、食味はやわらかく生食に適している。冬キャベツは硬くしまり、内部は白く扁平な形をしている。葉がしっかりしているため、葉菜類の中では比較的保存性が高く、煮物などの加熱調理に適している。

ビタミンCを多く含み、特に表面の緑色部分と芯付近に多いため、廃棄部位の過剰除去には注意が必要である。カロテン量は芽キャベツが多く、緑黄色野菜になっている。特殊な成分は、胃腸の粘膜の新陳代謝を活発にするビタミン様物質[23]（ビタミンU）として、キャベジン（S-メチルメチオニ

表 2-19　野菜の貯蔵最適温度

品目名	貯蔵最適温度（℃）
カボチャ	12～15
スイカ	10～15
ショウガ	13
キュウリ	10～12
ナス	10～12
トマト	8～10
ピーマン	7～10
オクラ	7～10
サヤインゲン	4～7
アスパラガス	2.5
ゴボウ	0～2
ネギ	0～2
ダイコン	0～1
カリフラワー	0
キャベツ	0
サヤエンドウ	0
ニンジン	0
ハクサイ	0
ブロッコリー	0
ホウレン草	0
レタス	0
レンコン	0

資料）データは農研機構「野菜の最適貯蔵条件」
https://www.naro.affrc.go.jp/org/nfri/yakudachi/optimalstorage/index.html

注）灰色のマスの野菜は低温障害に注意

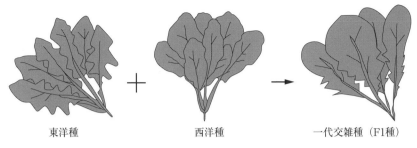

東洋種　　　　　　　西洋種　　　　　一代交雑種（F1種）

図 2-15　ホウレン草の一代交雑種

ン）が含まれる。

（2）**ホウレン草**　　ホウレン草はもともと東洋種と西洋種があり、東洋種は葉肉が薄く、葉先がとがり切れ込みが深い、西洋種は葉肉が厚く大きく、葉に丸みがある。現在、多く流通しているのは一代交雑種（F1種）[24]であり、両者の特徴を取り入れて作られた品種である（図 2-15）。さらに、本来ホウレン草はあくが強く生食できないが、改良され生食可能なサラダホウレン草が栽培されている。

代表的な緑黄色野菜であり、カロテンはもちろん、ビタミンB群やビタミンCも豊富に含んでいる。ただし、ビタミンCは季節による変動が激しく、夏採り 20 mg/100 g に対して冬採り 60 mg/100 g と、冬採りの方が 3 倍の含量となり、日本食品標準成分表 2020 年版（八訂）にも記載されている。鉄やカルシウムも含まれているが、シュウ酸も含まれるため吸収が阻害され、吸収率は悪い。さらにシュウ酸はえぐ味をもっているが、茹でることで減らすことができる。

（3）**ハクサイ**　　ハクサイは葉の重なり具合から種類分けされるが、日本では一般的に結球したものがほとんどである。葉菜類の中では特にしまりが強く、保存性が高いので、適切な方法で冬場なら 2 カ月は保存ができる。

味は淡白でくせが少なく、比較的うま味や甘味があるため、広く料理に用いられ、キムチなどの漬け物にも使われる。

（4）**ネギ**　　ネギは東日本に多い下仁田ネギなどの根深ネギと、西日本に多い九条ネギなどの葉ネギに大きく分けられる。根深ネギは、根が伸びるにつれて土寄せし、白くしたもので、長ネギとも呼ばれ、白い部分を主に食す。しかし、緑色の部分も食べられるため、加熱をして軟化させ食すとよい。葉ネギは、土寄せせずに育てるため、全体的に緑色になり、葉の部分から白い部分まで食す。万能ネギは登録商標で、葉ネギの一種である。

特有の香気や辛味は、アリインがアリイナーゼの作用によりアリシンになり、その後含硫化合物

23　ビタミン様物質：ビタミンに似た生理作用をもつ物質を指す。ビタミンは本来、ヒトが生きていくうえで体が正常な機能を維持するためには必須の成分であるが、ビタミン様物質の場合は必ずしも必要ではなかったり、体内で合成可能であったりする。ビタミンUは、キャベジン（S-メチルメチオニン）を指し、後述のビタミンPは、フラボノイド類が該当し、ルチン、ケルセチン、ヘスペリジンなどを指す。ほかにも、ユビキノン（コエンザイムQ10）などが含まれる。

24　一代交雑種（F1種）：2つの品種を交雑して作った作物が一代交雑種（一代交配種）であり、F1種とも呼ばれる。もとの2つの品種（親株）のいずれよりも揃いがよく、病気に強く、収量が増加する。現在は、レタスや豆類などの実用化が困難な野菜を除き、ほとんどの野菜で行われている。逆に、地域や風土に合った種として固定化された品種は固定種と呼ばれる。

のスルフィドやジスルフィド類が生成されることによるものである。

5）茎 菜 類

（1）　アスパラガス　　アスパラガスは収穫までに3年かかる野菜で、緑色のグリーンアスパラガスと白色のホワイトアスパラガスがある。これは品種の違いではなく、栽培方法の違いであり、グリーンアスパラガスは、土寄せせずに日光にあてて育て、ホワイトアスパラガスは土の中で栽培したものである。最近は、グリーンアスパラガスを若いうちに収穫したミニアスパラガスもある。市販されているのはグリーンアスパラガスが主流で、ホワイトアスパラガスは水煮缶詰に加工される。

栄養価はホワイトアスパラガスよりもグリーンアスパラガスが高く、β-カロテンやビタミンB_1、ビタミンB_2を含む。β-カロテンは100 g中に370 μgだが、緑黄色野菜に含まれる。アミノ酸組成では、アスパラガスから発見されたアスパラギン酸を多く含み、うま味が強い。また、ソバなどに多量に含まれ、血管の脆弱化の防止や抗酸化作用をもつビタミン様物質（ビタミンP）のルチンを含む。

（2）　タケノコ　　竹の幼茎であり、日本では一般的にタケノコは孟宗竹のものを指す。ほかにも、古くからある真竹や淡竹などもある。通常は茹でてえぐ味を除き、調理に用いる。保存性が悪く、生のまま置いておくと、硬くなり、えぐ味が強く出てしまうので、できるだけ早く茹でる。そのため、水煮加工品が多く利用される。また、シナチク（メンマ）は、タケノコを細切りにして茹で、乳酸発酵させて、天日乾燥したものである。

タケノコはえぐ味として、ホモゲンチジン酸が含まれる。遊離アミノ酸を多く含み、水煮加工品で節の間に析出している白い沈殿物は、アミノ酸のチロシンである。

（3）　タマネギ　　味や色で分けられ、辛味の有無によって辛タマネギと甘タマネギ、色によって黄タマネギ、赤タマネギ、白タマネギがある。ほかにも形などでも分類される。一般的に多く出回っているのは、黄タマネギであり、辛タマネギに分類される。通常、乾燥させて保存性を高めるが、新タマネギは早採りし乾燥させないもので、やわらかく辛味が少ない。ほかにも密集栽培し小球に育てたペコロスや、白タマネギを土寄せして葉を大きく育てた葉タマネギがある。ソースやケチャップ、乾燥させて粉末にしたオニオンパウダーなどに加工される。

タマネギは、生の状態では特有の辛味と香気がある。これは、細胞が破壊された際に、含硫化合物にアリイナーゼが作用して、香気成分と辛味をもつジプロピルスルフィドなどのスルフィド類が生成するためである。また、催涙成分であるチオプロパナール-S-オキシドも生成する。これらの成分は、加熱によって消失し、代わりにスクロースやグルコースなどの遊離糖による甘味が強くなる。血圧降下作用が認められるフラボノイド系色素のケルセチンを含んでいる。

（4）　ニンニク　　日本ではほとんどが寒地系のニンニクであり、国内では青森県での生産がほとんどである。主に茎の肥大化した部分を食すが、緑色の茎部分も野菜として流通している。最近は、特有のにおいを抑えた無臭ニンニクなどもある。

ニンニクに含まれる含硫化合物のアリインはアリイナーゼの作用でアリシンを生成し、特有のにおいを発現する。細胞が壊れることでこの反応が起こるので、すりおろすことで強くにおいを発現する。これを加熱すると分解が進みジアリルジスルフィドなどのスルフィド類を生成する。一方で、生成されたアリシンは、チアミンと結合し、アリチアミンに変化する。アリチアミンは吸収率が高いので、効率よくチアミンを吸収できる。

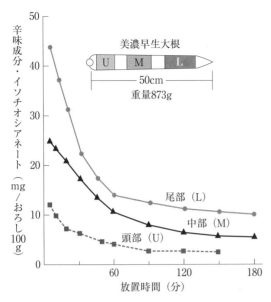

図2-16　ダイコンおろし中の辛味成分の変化

出典）中山勉・和泉秀彦『食品学Ⅱ（改訂第3版）』南江堂、2017年、p.71

6）根　菜　類

(1)　ダイコン　　日本におけるダイコンの歴史は古く『日本書紀』にも登場する。地域によって様々な品種が発達し、全国で100を超えている。一般的に多く出回っているのは、青首ダイコンであり、首の部分が緑色をしており、比較的甘味が強い。品種によって、大きさ、形、色、出回り時期など様々である。ダイコンは根の部分を食べる根菜類だが、葉も食用となる。葉は根に比べ栄養価が高く、緑黄色野菜に該当するカロテンを含む。加工では、たくあん漬けや、乾燥させた切り干しダイコンなどになる。さらに、薬味としておろして食される。また、四十日ダイコンが発芽した新芽であるカイワレダイコン（スプラウト）が生食される。

ダイコンにはビタミンCや酵素が含まれる。酵素としてはアミラーゼが最も多く、ほかにもミロシナーゼ、オキシダーゼなど様々な酵素が含まれる。ミロシナーゼは、細胞が破壊されるとシニグリンに作用し、辛味をもつイソチオシアネート類を生成する。そのため、ダイコンおろしにすると強く発現し、ダイコンの部位によって生成量が異なる。イソチオシアネート類は揮発性が高く、水溶性であり、水溶液中では不安定で消失する。そのため、おろしてからの時間の経過とともにイソチオシアネートの量は減少する（図2-16）。

(2)　ニンジン　　橙色の短い形をした西洋種と濃紅色で細長い形をした東洋種がある。現在は西洋種の五寸ニンジンが主流であり、以前は全国各地で東洋種も栽培されていたが、現在では金時ニンジンが残る程度である。

スクロースやグルコースを含み、甘味が強い。β-カロテン含量が高く、緑黄色野菜である。また、アスコルビン酸オキシダーゼを含むため、ビタミンCを酸化する働きがある。そのため、ダイコンとニンジンを合わせてもみじおろしを作る際に、この酵素の働きでダイコン中のビタミンCは酸化される。ただし、ヒト体内でのビタミンCの効力は、酸化型でも還元型でも変わらないため、酸化されても減少はしない。ただし、酸化型は加熱により分解し、減少が起こる。

(3)　レンコン　　ハスの地下茎で、肉厚で節間が太くずんぐりした中国種と、ほっそりしている在来種があり、現在は中国種が主流である。

他の野菜と比べて、水分含量が少なく、でんぷんを主とした炭水化物量は多い。ポリフェノール含量が高く、ポリフェノールオキシダーゼの作用で、切り口が空気に触れると褐変する。また、フラボノイド系色素を含むため、茹でる際に酢を入れると白く仕上がる。

(4)　ゴボウ　　原産はヨーロッパやシベリアなどではあるが、食用として栽培をしているのは日本のみである。そのため種類は多くなく、長根種と短根種に分けられ、代表的な長根種の品種は滝野川ゴボウである。

食物繊維の含量が多く、フルクトースの重合体であるイヌリンを主成分とし、セルロースなどを含む。またクロロゲン酸などのポリフェノールが多く、ポリフェノールオキシダーゼの作用により、切り口が空気に触れると褐変が起こる。

（5）　**ショウガ**　　種ショウガを植え、そこから新しいショウガができたものを根ショウガ、葉ショウガ、芽ショウガにする。一般的なものは根ショウガで、新しくできたショウガを収穫し数カ月貯蔵したものであり、貯蔵せずに出荷したものが、新ショウガである。

ショウガは薬味として使われ、特有の辛味は不揮発性のジンゲロールと油状のショウガオールによるものである。新ショウガにはこの成分が少なく、辛味が弱い。

7）果　菜　類

（1）　**トマト**　　トマトの品種は桃色種と赤色種に分けられ、桃色種が日本の生食トマトの主流であり、赤色種はトマトジュースやトマトケチャップなどの加工品に用いられる。近年は改良品種が多く出回り、糖度を高めたフルーツトマトや、機能性成分を高めたトマトも販売されている。トマトはほんのり色づいてきたころに収穫され、その後の呼吸により追熟することで販売時に赤くなる。

トマトの β-カロテン量は $100\,\mathrm{g}$ あたり $540\,\mu\mathrm{g}$ だが、緑黄色野菜に分類される。酸味の主成分はクエン酸であり、グルコースやフルクトースも含むため甘味もある。また、うま味成分のグルタミン酸が多く、様々な料理に活用できる（表2-20）。抗酸化作用をもつカロテノイド系色素のリコペンを含んでいる。

（2）　**キュウリ**　　日本のキュウリはそのほとんどが華北型（白いぼキュウリ）であり、緑色が鮮やかで皮が薄く、果肉はみずみずしい。漬け物に加工され、ピクルスにはコルニッションと呼ばれるヨーロッパ種の小さいキュウリが用いられる。低温障害を起こすので、保存方法には注意が必要である。

栄養価はそれほど高くなく、アスコルビン酸オキシダーゼを含む。みずみずしい食味で特有の香

表 2-20　JAS 規格によるトマト加工品の定義

トマトジュース	a）トマトを破砕して搾汁し、又は裏ごしし、皮、種子等を除去したもの又はこれに食塩を加えたもの。 b）濃縮トマトを希釈して搾汁の状態に戻したもの又はこれに食塩を加えたもの。
トマトピューレー	a）濃縮トマトのうち、無塩可溶性固形分が 24 ％未満のもの。 b）a）にトマト固有の香味を変えない程度に少量の食塩、香辛料、たまねぎその他の野菜類、レモン又は pH 調整剤を加えたもので無塩可溶性固形分が 24 ％未満のもの。
トマトペースト	a）濃縮トマトのうち、無塩可溶性固形分が 24 ％以上のもの。 b）a）にトマト固有の香味を変えない程度に少量の食塩、香辛料、たまねぎその他の野菜類、レモン又は pH 調整剤を加えたもので無塩可溶性固形分が 24 ％以上のもの。
トマトケチャップ	a）濃縮トマトに食塩、香辛料、食酢、砂糖類及びたまねぎ又はにんにくを加えて調味したもので可溶性固形分が 25 ％以上のもの。 b）a）に酸味料、調味料、糊料等（たまねぎ及びにんにく以外の農畜水産物並びに着色料を除く。）を加えたもので可溶性固形分が 25 ％以上のもの。
トマトソース	a）濃縮トマト又はこれに皮を除去して刻んだトマトを加えたものに、食塩及び香辛料を加えて調味したもので可溶性固形分が 8 ％以上 25 ％未満のもの。 b）a）に食酢、砂糖類、食用油脂、酒類、たまねぎ、にんにく、マッシュルームその他の野菜類、酸味料、調味料、糊料等（野菜類以外の農畜水産物を除く。）を加えたもので可溶性固形分が 8 ％以上 25 ％未満のもの。

出典）農林水産省「日本農林規格　トマト加工品」
　　　https://www.maff.go.jp/j/jas/jas_kikaku/attach/pdf/kikaku_itiran2-349.pdf

りや苦味がある。特有の青臭い香りは、ノナジエナールやノナジエノール（キュウリアルコール）が主成分である。また、苦味はククルビタシンであり、苦ウリ（ゴーヤー）と成分は同じである。

（3）**ナス**　ナスは地域によって様々な種類が存在する。一般的に販売されているのは卵型のナスであり、長ナスや、米ナス、水ナス、小ナスなど様々な品種や形状のものがある。加工品としては、漬け物が一般的である。

ナスは表面にアントシアン系色素のナスニンが含まれ、紫色を呈する。この色素は水溶性であり、不安定で溶出しやすく、漬け物に加工する際は、色をよくするため漬け込む際に焼きミョウバンなどを用いる。また、あくが強く、ポリフェノールによる褐変が起こりやすい。

（4）**ピーマン、トウガラシ**　ピーマンは様々な種類があり、色も緑をはじめとし、赤、黄、橙、黒などがある。多く出回っているのは未熟な緑の中型種のものである。肉厚でカラフルな大型種のものをパプリカといい、完熟したものが出回っている。特に赤パプリカは乾燥粉末にし、香辛料としても用いられる。大きく甘味のあるものをピーマンと呼び、それ以外の辛味があるものを中心にトウガラシと呼ぶ。トウガラシは、乾燥させたものが多く、粉末にした一味トウガラシや、粉末にしたものにゴマ、サンショウ、ケシの実、陳皮、麻の実、アオサなどを混ぜた七味トウガラシがある。

ピーマンのβ-カロテン量は100 g あたり400 μg であるが、緑黄色野菜に分類される。色素成分は緑色がクロロフィルであり、赤色がカプサンチンである。また、トウガラシの辛味はカプサイシンによるものである。

（5）**未熟豆類**　エダ豆は大豆の未熟種子であり、ダダチャ豆などもこの1つであり、発芽したものがモヤシ（スプラウト）である。大豆の特性を引き継ぎ、タンパク質、ビタミンB$_1$、鉄などの栄養素が豊富に含まれる。

サヤインゲンは、インゲン豆の未熟種子であり、β-カロテン量が多く（590 μg/100 g）、緑黄色野菜に分類される。遊離アミノ酸のアスパラギン酸が多く含まれる。

サヤエンドウは、エンドウ豆の未熟種子であり、β-カロテン量が多く（560 μg/100 g）、緑黄色野菜に分類される。豆が成長してもさやごと食べられるスナップエンドウ、さやの中の豆だけを食すグリーンピース、エンドウ豆が発芽した豆苗（スプラウト）もある。

ソラ豆も未熟種子は野菜に分類され、水分が少なく、タンパク質が多いのが特徴である。鮮度の低下が著しいため、殻つきのまま保存をする（表2-21）。

表2-21　マメ科植物の種類と分類

野菜類	豆類
未熟豆	完熟豆
エダ豆	大豆
サヤインゲン	インゲン豆
サヤエンドウ	エンドウ豆
ソラ豆	ソラ豆

8）花菜類

（1）**ブロッコリー**　花蕾と茎のやわらかい部分を食用とし、一般的な緑色種のイタリアンブロッコリーのほかに白色種、黄色種、紫色種などがある。呼吸量が大きく、鮮度の低下が起こりやすいため、長く保存したい場合は茹でて冷凍保存するのがよい。ブロッコリーの新芽はブロッコ

リースプラウト（スプラウト）として食されている。

　ブロッコリーは、β-カロテン含量が多く、緑黄色野菜である。ビタミンC、食物繊維を多く含む。また、カルシウム、カリウム、亜鉛などの無機質も含んでいる。ゆで加熱の際に茹ですぎると、これらの成分が溶出し、色も悪くなるため、注意が必要である。

　⑵　**カリフラワー**　　ブロッコリーの変種であり、同じく花蕾と茎のやわらかい部分を食用とする。カリフラワーは流通量の最も多い白色種、そのほかにも様々な色があり、濃紫色種、黄色種、緑色種に分類される。カリフラワーは傷みやすく、保存性が悪い。カリフラワーの種類の1つに、黄緑色のロマネスコがあり、日本でもたまに店頭で見かけるようになってきた（図2-17）。

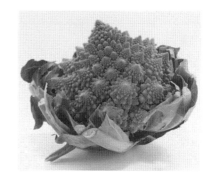

図2-17　ロマネスコ

　ビタミンCが多く、ゆで加熱をしても減少しにくいという特徴がある。あくがあるため、ゆで加熱を必要とし、茹でる際に小麦粉や酢を使うことで、色よく仕上げることができる。

9）その他の野菜

　スプラウトは発芽野菜であり、新芽の葉と茎部分を食用とする。昔からある大豆や緑豆が発芽したモヤシ、エンドウ豆が発芽した豆苗、専用品種のダイコン種子が発芽したカイワレダイコンなどがある。最近では、ブロッコリー、キャベツ、カラシ菜、ソバなどの種子から発芽させたスプラウトも販売されている。豆苗やカイワレダイコンはβ-カロテン量が多く、緑黄色野菜に分類される。ブロッコリーの種子から発芽した、ブロッコリースプラウトも緑黄色野菜である。さらに、がん予防に効果があるスルフォラファンをブロッコリーよりも多く含み、特に含量が多いスプラウトは、ブロッコリースーパースプラウトとして販売されている。

コラム5　野菜や果物の機能性表示食品

　2015年から機能性表示食品制度が始まり、様々な食品が登録され、現在販売されている商品だけでも1990商品になる。最も多いのは加工食品であるが、生鮮食品も63商品販売されている（2021年8月30日現在）。生鮮食品で機能性を表示する取り組みは初めてのことであり、国民の健康維持・増進はもちろん、農業の活性化や国産生鮮食品の消費量が拡大することなどを目指したものである。実際の商品としては果実類と野菜類がほとんどで、約8割を占めている。多い食品として、野菜類ではトマト、モヤシ、ケールなどがあり、果実類ではバナナ、リンゴ、ウンシュウミカンなどが販売されている。一般の野菜にももちろん様々な機能成分は含まれるが、商品を見ただけで野菜や果実の健康上のメリットが明確にわかる食品となっているため、一般消費者でも取り入れやすい。さらに、機能性表示食品は、商品の詳細はデータベース上で閲覧できるため、機能性や安全性など細かい情報を確認することもできる。

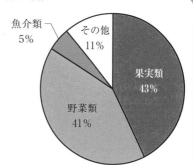

図　機能性表示食品における生鮮食品の分類割合
出典）「機能性表示食品の検索」における公開データから作成

❻ 果 実 類

1）果実類の種類と特徴

（1）果実類の分類方法　果実類は、一般に多年生本体植物で樹木にできる果実を指す。しかし、草本植物であってもイチゴ、メロン、スイカなどは食習慣や栄養成分から果実類として取り扱う。また、クリ、クルミ、ギンナンのように外皮が硬い果実（堅果類）や、モモ、ウメのように中心に大きな種子が1つある果実（核果類）は、種実類で取り扱う。

果実が形成される際に、子房が発達したものを真果、花托や花序など子房以外の部分が食用となったものを偽果という。果実類は、これをもとに食用になる部分やその特徴で分類されており、仁果類、準仁果類、核果類、漿果類に分けられる（表2-22）。

（2）果実類の成分　果実類は、野菜と同様で栄養成分も含まれてはいるが、感覚機能に関わる成分や、生理機能に関わる成分に特徴がある。

栄養成分は、水分が多く90％程度含まれる。炭水化物は多いが、タンパク質や脂質はほとんどない。炭水化物は、成熟した果実においてでんぷんはほとんどなく、グルコース、フルクトース、スクロースなどの糖質が含まれる。果実類を冷やして食べると甘く感じるのは、フルクトースが多いためである。タンパク質はほとんどないが、一部の果実類はタンパク質分解酵素をもつものがある。ビタミンCの含量が多く、特に果実類は生で食すことが多いため、よい供給源となる。種類によってはプロビタミンAやビタミンEを含む果実類も多い。無機質は野菜と同様、カリウムが多い。

感覚機能に関わる成分については、呈味成分において、甘味には糖質、酸味には有機酸[25]が関わっている。有機酸には、クエン酸、リンゴ酸、酒石酸などが関わっており、果実類の種類によって含まれる有機酸が異なり、特徴的な酸味を形成している。色素成分も野菜類と同様で、クロロフィル、カロテノイド、フラボノイド、アントシアンなどによる。野菜は未熟果や葉を食すものが多いためクロロフィルが特徴的であったが、果実類は完熟果が多く、鮮やかな色彩となる。このような色の鮮やかさは果実の食べごろを示すものであり、同様に香気成分においても同じ役割があり、特徴的な香気を生成する。

表 2-22　果実類の分類

	仁果類	準仁果類	漿果類	熱帯果実類	その他の果実
特徴	子房以外に花托が含まれる偽果	仁果と似ている真果	果肉がやわらかく、果汁の多い真果	熱帯地域で栽培される果実	栄養学の観点から果実に分類する
果実名	リンゴ ナシ	かんきつ類 カキ	イチジク ブドウ ブルーベリー	バナナ キウイフルーツ パインアップル パパイヤ マンゴー アボカド	イチゴ スイカ メロン

---

25 有機酸：酸性を示す有機化合物の総称である。食品学においては酸味を呈するものとしての意味合いが強い。そのため、pHを測定し酸性に傾いていれば、酸味があるという簡易的な確認の仕方もある。ただし、確実ではない。また、酸性を示す無機化合物は無機酸と呼ばれる。おおむね炭素を含んでいるものは有機酸、含んでいないものは無機酸である。

機能性に関わる成分については、野菜と同様にフィトケミカルを多く含む。ポリフェノール、カロテノイド系の色素、食物繊維などである。これらの成分は生活習慣病の予防に効果があることがわかっており、健康日本21（第二次）では、果実類の摂取量は1日あたり200gとなっている（表2-23）。しかし、野菜類と同様に、この目標値が達成されたことはない。また、食物繊維としてペクチンの含量が多く、ジャムに加工できるものが多い。

表2-23　200gを摂取するための各くだものの目安個数

くだもの名	目安数量	くだもの名	目安数量
うんしゅうみかん	2個	デコポン（不知火）	1個
りんご	1個	グレープフルーツ	1個
日本なし	1個	バレンシアオレンジ	2個
かき	2個	くり	12個
ぶどう	1房	さくらんぼ	40粒
もも	2個	すもも	3個
キウイフルーツ	2個	西洋なし	1個
なつみかん	1個	パインアップル	0.3個
はっさく	1個	びわ	6個
いよかん	1個	バナナ	2本

出典）「毎日くだもの200グラム運動指針（9訂版）」

コラム6　毎日果物200g運動

　野菜類にも目標の摂取量があったが、果実にも目標量が設定されている。健康日本21（第二次）において、果実類は生活習慣病の予防に効果があるとされ、成人1日あたり200gの摂取を目標としている。2019年の国民健康・栄養調査において果実類の摂取量は、1日あたり96.4gとなり目標の半分程度しか摂取できていない。果実類を摂取しない理由として「値段が高い」「日もちがしない」「食べるのに手間がかかる」などがあげられていた。現在、「毎日果物200g運動」が広がっている。この運動は、果実類を食生活に定着させることを目的としたものであり、もっと身近に感じてもらうための普及啓発活動である。生の果実類が基本となっているが、比較的日もちし、値段も安価な果汁100％ジュースやドライフルーツなどの加工品を活用することで、果実類摂取のきっかけとなる。ただし、これらは砂糖が添加されていることも多いので、表記を確認し、摂取量も補完的なものとして考えるとよい。

2）果実類の保存方法

　果実類は水分が多く、傷みやすいため、適切な保存が必要になってくる。野菜類と同様に収穫後も呼吸をしているため、保存のためにはその制御が重要になる。果実類の呼吸の特徴としては、追熟促進ホルモンのエチレンなどの影響により一時的に急激な呼吸の増加が見られる果実がある。この呼吸量の一時的な増加をクライマクテリックライズといい、これが起こることで追熟が始まるものがほとんどである（図2-18）。果実類は、追

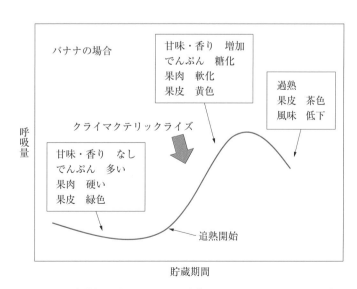

図2-18　収穫後のバナナにおける追熟とクライマクテリックライズ
出典）茶珍和雄『園芸作物保蔵論』建帛社、2007年、p.110を改変

熟型と非追熟型に分けられる。非追熟型の果実類には、かんきつ類、ブドウ、イチジクなどがあり、これらの果実は収穫時が最も食べごろであり、その後呼吸は徐々に減少し、品質は低下する。追熟型の果実類には、リンゴ、モモ、パパイヤ、バナナ、メロン、アボカドなどがあり、呼吸量が増加し追熟することで、甘味の増加、果肉の軟化、色の変化などが引き起こされる。例えば、バナナはほとんど輸入品であり、黄色く熟した状態での輸入は難しいことから、緑の未熟果の状態で収穫し輸入される。もちろん緑色のバナナは硬く甘味もない。そのため、輸入後に室に入れエチレン処理をして追熟を促し、果皮を黄色くし、甘味が高い状態で市販される。もし追熟を抑制する場合は、低温保存、酸素の除去、エチレン除去などの方法がある。

　保存方法は野菜と同様で、呼吸や蒸散を抑えるために低温で保存するのがよい。しかし注意する点もある。1つは追熟型の果実類において追熟を促したい場合は低温保存が追熟の妨げになること、もう1つは熱帯果実類が低温障害を起こすものが多いので、品質が低下するおそれがあることである。また他の保存方法としては、野菜類と同様にCA貯蔵やMA貯蔵も利用される。

3）果実類の加工品

（1）**果汁**　　果汁は果実から搾汁を取ったものであり、飲料、様々な菓子類、酒類の加工などに用いられる。飲料に関しては、果汁をそのまま100％使用したストレートジュースや果汁を真空蒸発などの方法で濃縮し、必要に応じてもとの濃度に戻した濃縮還元ジュースがある。ほかにも、果肉が入っているものや、果汁数%に糖分や添加物を加えたもの、炭酸を注入したものなど、様々である。

（2）**ジャム**　　ジャムは果実に含まれるペクチンを利用して作られる。古くから作られるジャムは、高メトキシルペクチン、有機酸、スクロースを加えて加熱し、ゲル化する性質を使って作られる。糖濃度が高く、常温でも保存が可能となる。近年、低糖質のジャムが増えており、これは低メトキシルペクチンにカルシウムやマグネシウムを作用させ、ゲル化する性質を使って作られている。この方法で作ったジャムの保存性は高くないので、冷蔵保存が必要になる。

（3）**ドライフルーツ**　　果実類は生鮮状態では水分が多く保存性が悪いが、乾燥させたドライフルーツは、保存性が高くなる。また、独特な食感と風味をもつようになることから、様々な果実がドライフルーツとして加工されている。ビタミンCなどは乾燥中に減少するが、それ以外の成分は比較的保持される。果実類の手軽な摂取源になるが、加工中に砂糖を添加しているものもあるので、注意が必要である。

4）仁果類

（1）**リンゴ**　　リンゴは、これまで在来種として国光が流通していたが、品種改良が進み、種類も品種もかなりの数になっている。最近は、ふじを中心に、王林、ジョナゴールドなどが栽培され、国光はほとんど生産されなくなってしまった。収穫後に、CA貯蔵を行うことで長期間保存が可能になる。

　リンゴの甘味はフルクトース、グルコース、ソルビトールなどの糖質によるものである。芯の周辺の蜜と呼ばれる部分は、ソルビトールが異常に蓄積することで引き起こされている。酸味は、リンゴ酸を主とする有機酸によるものである。皮をむいたり、切ったりすると、切り口がポリフェノールオキシダーゼによって酸化され、褐変するため、食塩やレモン汁などで酵素を抑制する必要がある。また、リンゴに含まれるリンゴ由来プロシアニジン[26]が、内臓脂肪を減らす働きがあると

して、JA つがる弘前から機能性食品としてリンゴが販売されている。

　（2）**ナシ**　　ナシには、日本ナシ、西洋ナシ、中国ナシの 3 分類に分かれる。これらの品種改良により様々なナシが作られている。日本ナシはさらに、幸水や豊水などの赤ナシと二十世紀や菊水などの青ナシに分けられる。西洋ナシには、ラ・フランスやバートレットなどがあり、未熟果を収穫し、追熟後に食用となる。

　日本ナシの成分としては、糖質としてフルクトース、スクロース、ソルビトールを含み、品種により差がある。また、特徴的なザラザラとした果肉の感触を生み出しているのは石細胞であり、その成分はリグニン、ペントザンである。

5）準 仁 果 類

　（1）**かんきつ類**　　かんきつ類はミカン科に属する植物果実の総称で、子房が発達した真果である。仁果類と同じく果実の中心に種子が複数ある構造をしているため、準仁果類に分類される。かんきつ類の構造は果皮をむくと 10 個程度のじょうのうがあり、じょうのうの中にはたくさんの砂じょうが含まれている（図2-19）。かんきつ類は種類が豊富で、ウンシュウミカン、グレープフルーツ、オレンジ、レモンなどに分けられ、さらにそれぞれに品種が数多く存在する。缶詰に加工され、食されることも多い。

　かんきつ類はビタミン C が豊富に含まれる。果肉の色はカロテノイド色素の β–クリプトキサンチンであり、特にウンシュウミカンに多く含まれる。β–クリプトキサンチンは機能性成分として、骨粗鬆症予防の働きもある。また、フラボノイド系の白色色素でビタミン様物質（ビタミン P）のヘスペリジンを含む。酸味はクエン酸であり、レモンに特に多く含まれる。苦味成分としてナリンギンやリモノイドが含まれ、ナリンギンはグレープフルーツに多く含まれる。さらにグレープフルーツは、特徴的な成分として、香気成分のヌートカトン、カルシウム拮抗薬（血圧降下剤）の作用を増強してしまうベルガモチンが含まれる。かんきつ類の香気成分としては、リモネンなどがある。缶詰に加工する際は、苦味を抑制するためにナリンギナーゼ、白濁を抑えるためにヘスペリジナーゼなどの酵素が用いられる。

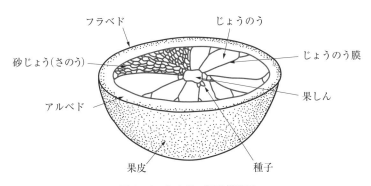

図 2-19　かんきつ類の構造図

出典）文部科学省『日本食品標準成分表 2020 年版（八訂）』かんきつ類資料
https://www.mext.go.jp/a_menu/syokuhinseibun/mext_01110.html

---

26 プロシアニジン：フラボノイド類の 1 つであり、エピカテキンあるいはカテキンが縮合した形状で存在する。様々な機能が確認されており、抗酸化機能、糖や脂質代謝促進作用、消化酵素の阻害による吸収抑制などがあげられる。リンゴだけではなく、カカオや種実類にも含まれる。

（2）**カキ**　品種が多く、全国的に分布している。富有、次郎などの甘ガキ系と、平核無（ひらたねなし）、西条などの渋ガキ系に分けられる。甘ガキ系はそのまま生食できるが、渋ガキ系は渋抜き（脱渋）をした後に食す。干しガキにする際にも、脱渋が起こり食べられるようになる。

　グルコースやフルクトースの糖質を含み、橙色はβ-カロテンやβ-クリプトキサンチンによるものである。渋ガキの渋味は、タンニンによるものであり、脱渋では水溶性タンニンを不溶性にすることで、渋味を感じなくさせている。

6）漿　果　類

（1）**ブドウ**　ブドウの品種は世界的にもかなり多く、生食用やワイン用と用途により分かれており、1万種以上に及ぶ。生食用品種としては、巨峰、デラウェア、ピオーネ、シャインマスカットなどがある。種なしブドウもあるがこれは品種ではなく、デラウェアなどの栽培時に植物ホルモンのジベレリン処理をすることで、種なしブドウになる。

　糖質のほとんどが、グルコースとフルクトースであり、有機酸は、酒石酸やリンゴ酸を含んでいる。また、紫色の果皮のブドウは、アントシアン色素やレスベラトロールなどの抗酸化作用をもつ成分が豊富に含まれる。

（2）**イチジク**　イチジク自体は花托の部分が発達した偽果にあたるが、果肉がやわらかく果汁が多いため漿果類に含まれる。トルコ、イランなどでは古くから栽培されており、生鮮品だけではなく、干しイチジクもよく食べられる。日本では、品種は多くなく、蓬莱柿（ほうらいし）、桝井ドーフィンなどが西日本で多く栽培されている。

　糖質としてグルコースやフルクトースを含み、有機酸やビタミン類は少ない。果肉などから出る白い乳液には、タンパク質分解酵素のフィシンを含む。

7）熱帯果実類

（1）**バナナ**　バナナの品種は多いが、熱帯の高温多湿地域でないと栽培できないため、南北の緯度30°以内で栽培される。日本では、ほとんどが輸入品であり、フィリピンが9割を超え、国内では沖縄や九州の一部でわずかに栽培される程度である。また、代表的な追熟型の果実であり、輸入後に追熟し、販売される。

　栄養成分としては、糖質はスクロースが多く、ビタミンCやカリウムも豊富に含む。香気成分は、様々な成分が含まれるが、バナナ特有の香りは酢酸イソアミル、酪酸アミルなどのエステルによるものである。

（2）**キウイフルーツ**　ニュージーランドで品種改良され、鳥類のキウイと似ていることからこの名がついた。緑色種と黄色種があり、日本で主要な品種は緑色種のヘイワードであるが、近年は黄色種の流通も増えている。

　有機酸はクエン酸が多く、追熟に伴い減少する。ビタミンC量が多く、それ以外にビタミンEなども含むが、品種によって含量は異なる。タンパク質分解酵素のアクチニジンを含む。

（3）**パインアップル**　輸入品が多いが、国内では沖縄で栽培されている。市販されている主流な品種はスムース・カイエンであり、ほかにも様々な品種がある。缶詰に加工されることが多く、缶詰品は加熱処理によって含まれる酵素が失活している。

　パインアップルに含まれる糖質はスクロースが最も多く、主な有機酸はクエン酸とリンゴ酸である。特有の香りは酪酸エチルや酢酸エチルである。タンパク質分解酵素のブロメラインを含む。ま

た、未熟果にはシュウ酸カルシウムが含まれており、口内が刺激される。

(4)　**パパイヤ**　南米が原産の果実であり、日本では沖縄と九州の一部で栽培されている。そのため、大部分が輸入品であり、ハワイのソロが主な品種となっている。

糖質の主となるのはスクロースであり、ビタミンではβ-カロテンやビタミンCを多く含んでいる。タンパク質分解酵素のパパインを含む。

8）その他の果実

(1)　**イチゴ**　草本植物であるが、果実に分類される。果肉部分は花托が発達した部分であり偽果であるが、表面のつぶつぶ1つひとつが真果になっている。品種はかなりの数があり、全国的に生産されている。ジャムやドライフルーツなど加工品も多く販売されている。

糖質としては、スクロース、フルクトース、グルコースが含まれ、ペクチンも多い。イチゴの赤色は、アントシアン系色素のカリステフィンであり、香りは、酢酸エチルなどのエステル類によるものである。

(2)　**スイカ**　スイカもイチゴ同様、草本植物であるが、果実類に分類される。品種は多く、形や大きさ、果皮や果肉の色など様々な種類が作られている。主に出回っているのは赤肉種の大玉系である。

赤肉種の糖質はフルクトースが主体で、グルコース、スクロースも含む。赤色はカロテノイド系色素のリコペンである。また、シトルリンというアミノ酸を含んでおり、体内の尿素回路に関与し、利尿作用がある。

❼　キ ノ コ 類

キノコは葉緑素をもたず、カビなどと同じ真菌門に属する菌類の一種で従属栄養生物である。食用とするのは、胞子を生産する子実体と呼ばれる器官で、菌類の中で大型の子実体を形成するものをキノコといい、独特の歯ざわり、香り、味などを楽しむ嗜好性の高い食品である。

日本には、4000～5000種類のキノコが自生しているといわれ、そのうち食用とされるのは有毒成分を含まない約100種類で、市場に出回るのはほとんどが人工栽培された20種類程度のキノコである。

1）分　　　類

キノコは、従属栄養生物としての寄生の仕方により、倒木や落ち葉など死んだ生物から栄養を得る腐生菌と、生きた樹木の根と共生関係を保ち栄養を得る菌根菌の2つに大別される。

・主な腐生菌：シイタケ・エノキタケ・ナメコ・ヒラタケ・エリンギ・マイタケ・ブナシメジ・
　　　　　　　　マッシュルーム
・主な菌根菌：マツタケ・トリュフ・アミガサタケ

また、キノコは胞子の作り方により、担子菌類と子嚢菌類の2つに分けられるが、ほとんどのキノコは担子菌類に属する。

2）一般的成分特性

生のキノコは約90％が水分で、2～8％程度含まれる炭水化物の大部分は食物繊維であるが、トレハロース[27]、マンニトール、グルコースなどの糖類も含まれる。

キノコにはプロビタミンD_2のエルゴステロールが含まれ、天日乾燥したキノコにはビタミンD_2（エルゴカルシフェロール）が豊富である。そのほかビタミンB_1、B_2、B_6、ナイアシン、パントテン酸

表 2-24　主なキノコ類のビタミン含量

（可食部 100 g あたり）

	ビタミン D （μg）	ビタミン B$_1$ （mg）	ビタミン B$_2$ （mg）	ナイアシン当量 （mg）	葉酸 （μg）	パントテン酸 （mg）
エノキダケ　生	0.9	0.24	0.17	7.4	75	1.40
キクラゲ　ゆで	8.8	0.01	0.06	（0.2）	2	0
シイタケ　生	0.3	0.13	0.21	0.21	49	1.21
ブナシメジ　生	0.5	0.15	0.17	6.4	29	0.81
ナメコ　生	0	0.07	0.12	5.5	60	1.29
エリンギ　生	1.2	0.11	0.22	6.7	65	1.16
マッシュルーム　生	0.3	0.06	0.29	3.6	28	1.54

注）（　）の数字は推定値
出典）文部科学省『日本食品標準成分表 2020 年版（八訂）』

表 2-25　主なキノコの無機質含量

（可食部 100 g あたり）

	カリウム （mg）	マグネシウム （mg）	鉄 （mg）	亜鉛 （mg）	銅 （mg）	マンガン （mg）
エノキダケ　生	340	15	1.1	0.6	0.10	0.07
キクラゲ　ゆで	37	27	0.7	0.2	0.03	0.53
シイタケ　生	290	14	0.4	0.9	0.10	0.21
ブナシメジ　生	370	11	0.5	0.5	0.06	0.16
ナメコ　生	240	10	0.7	0.5	0.11	0.06
エリンギ　生	340	12	0.3	0.6	0.10	0.06
マッシュルーム　生	350	10	0.3	0.4	0.32	0.04

出典）文部科学省『日本食品標準成分表 2020 年版（八訂）』

などのビタミン B 群も比較的多い（表 2-24）。また、カリウム、鉄、亜鉛、銅などのミネラルも含まれる（表 2-25）。

　キノコには抗腫瘍作用、血中コレステロール低下作用、血圧降下作用などを示す様々な生理機能成分も含まれる。

　キノコは酵素により変質しやすいので、乾燥品のほか、瓶詰、缶詰、冷凍、塩蔵などにして保存される。

3）種　　　類

（1）**シイタケ**　　　天然のシイタケは、春と秋にミズナラ、シイ、クヌギ、カシなどの倒木や切り株に自生する。

　市販されているものは、落葉広葉樹を伐採し、乾燥させた原木に植菌して栽培する原木栽培やおがくずなどの木質基材に米ぬかなどの栄養源を加えた培地で栽培する菌床栽培で生産されたものである。生または乾燥させた干しシイタケとして日本料理や中華料理に広く利用されている。

　干しシイタケは、傘が 60％ ほど開いた肉厚の冬菇とほぼ全開した肉の薄い香信、その中間の香菇に分けられる。

27　トレハロース：2 分子のグルコースが α, α-1, 1 結合した二糖類で、保湿性が高く加工食品の原料としても利用されている。

うま味成分は、5′-グアニル酸な
どのヌクレオチドやグルタミン酸な
どのアミノ酸で、干しシイタケの主
な香り成分は、含硫化合物のレンチ
オニン（図2-20）である。

ビタミン B_1、B_2 のほかにエルゴ
ステロールが含まれ、天日乾燥した

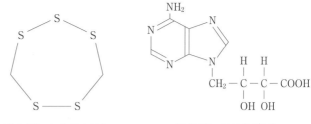

図 2-20　レンチオニン　　　　　図 2-22　エリタデニン

干しシイタケではビタミン D_2 が豊富になるが、現在はほとんどが加熱乾燥による製品である。主
な食物繊維は、β-1,3 グルカン[28] 構造をもつレンチナン（図2-21）で、抗腫瘍作用を示す。また、生
理機能成分として、血中コレステロール低下作用を示すエリタデニン（図2-22）も含まれる。

（2）**エノキタケ**　　天然のエノキタケは晩秋から春にかけて、エノキ、カキ、ヤナギなどの枯木
や切り株に寄生する冬のキノコで、傘は黄褐色〜黒褐色、柄の長さも 5〜8 cm と短い。市販されて
いるものは、遮光した低温室での菌床栽培がほとんどで、傘は白色で直径が 12 mm 前後、柄が
14 cm 前後のモヤシ状である。

ビタミン B_1、ナイアシンを比較的多く含み、主要成分の炭水化物は、ほとんどが難消化性多糖類
である。溶血性タンパク質フラムトキシンが含まれるため、調理により加熱することが必要である。

（3）**ナメコ**　　天然のナメコは、秋から初冬にかけて、トチ、ブナなどの広葉樹の倒木や切り株
に群生するほぼ日本の固有種である。黄褐色で可溶性のムコ多糖類を主体とした粘質物に覆われ、
ぬめりがある。

（4）**ヒラタケ**　　天然のヒラタケは、晩秋から春にかけて主として広葉樹の倒木や切り株に群生
する。傘は灰褐色〜灰白色を示し、饅頭型から開いて半円形あるいはじょうご形となり、多くは柄
が傘の中心からずれている。香りが少ないので、歯ごたえを楽しむ炒め物、てんぷら、煮込み料理
などに利用されることが多い。

（5）**エリンギ**　　原産地は北アフリカ、ヨーロッパからインド、パキスタン北部で、日本には
1993 年ごろ台湾から伝来し、人工栽培されるようになった。傘が大きく、柄の太いのが特徴で、歯

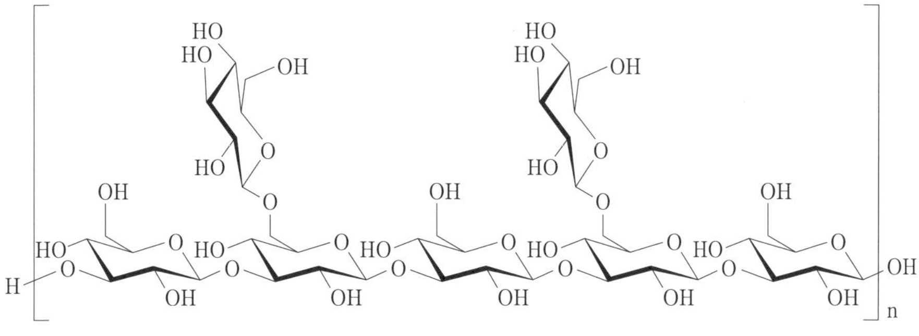

図 2-21　レンチナン

出典）川上美智子・西川陽子編著『栄養管理と生命科学シリーズ　食品の科学各論』理工図書、
2016 年、p.115

28　グルカン：D-グルコースを構成糖とする多糖の総称。

ごたえのある食感を味わうキノコである。糖類ではトレハロースが多い。

　⑹　**マイタケ**　　温帯以北に広く分布し、ミズナラ、クリ、シイなどの大木の根株や根際に自生する。

　サルノコシカケ科のキノコで、肉質は薄く、扇状、へら状などの不定形の傘が重なり合い大きな塊となっている。天然物は高級品とされてきたが、菌床栽培されるようになり消費量が増えてきた。

　他の栽培キノコと比べ、オルニチン、γ-アミノ酪酸、グルタミン酸、アルギニンなどのアミノ酸も多く独特の風味をもつ。タンパク質分解酵素をもつため、茶碗蒸しに使用する場合は、あらかじめ加熱が必要である。

　高い抗腫瘍活性、免疫賦活作用をもつβ-グルカンも多く、生理機能性が期待されている。

　⑺　**ブナシメジ**　　北半球の温帯以北に分布し、秋にブナなどの広葉樹の倒木や枯れた立木に自生する日本在来のキノコである。傘表面の中央に大理石模様があり成長に従って不明瞭となる。

　日本では、1978年ごろから栽培化され、「シメジ」として市販されているキノコは、ほとんどがブナシメジで、人工栽培されたものである。

　ナイアシン、プロビタミン D_2 であるエルゴステロールを他のキノコ類に比べ多く含む。

　肉厚で風味にくせがなく、歯ごたえがよく加熱しても煮崩れしないため、幅広い料理に利用される。

　⑻　**マッシュルーム**　　ヨーロッパ原産で古代ローマ時代から食用とされており、現在では世界各国で栽培され、世界で最も生産量の多いキノコである。

　日本には大正時代に伝来し、和名はツクリタケである。傘の色によって、ホワイト種、オフホワイト種、ブラウン種などに区別される。丸く厚みのある傘と、太く短い柄をもつものが良質とされ、独特の食感から様々な料理に利用されている。生食も可能なキノコである。

　ビタミン類ではビタミン B_2、ニコチン酸、パントテン酸が多く、モリブデン、亜鉛など酵素の構成成分となるミネラルも含まれる。

　⑼　**キクラゲ**　　特に温帯地方に多く、広葉樹の枯木などに群生する日本在来のキノコである。杯状、耳状で、背面の一部で基物についている。表面の色は黄褐色から黒褐色で、裏面には微細な短毛があり、全体がゼラチン状のキノコである。乾燥すると薄く硬い革質となる。

　乾燥品として市販されることが多く、水で戻して中国料理や日本料理に用いられる。

　乾燥キクラゲにはビタミン D_2 が100 g あたり85.0 μg と豊富である。

　よく似たキノコとして、アラゲキクラゲ、シロキクラゲがある。乾燥アラゲキクラゲはビタミン D_2 が100 g あたり130.0 μg と特に多い。また、シロキクラゲは、全体が乳白色の耳状で、中国料理の最高級食材としてデザートなどにも利用されている。

　⑽　**マツタケ**　　アカマツ林の地表に自生する日本の秋を代表する味覚として、古くから食用とされてきたキノコである。枯木に自生しないため、人工栽培が困難である。日本のほか、主にアジア諸国に分布しているが、海外ではマツタケの食習慣がほとんどないため、多くの国が日本に輸出している。

　日本人の嗜好に合うマツタケの香りは、主にケイ皮酸メチル（図2-23）と1-オクテン-3-オール（マツタケオール）（図2-24）からなる。

　⑾　**トリュフ**　　トリュフ類は、地下生菌のあるグループの総称で、市場に流通するのは、セイ

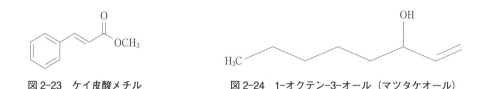

図 2-23　ケイ皮酸メチル　　　　　　　　図 2-24　1-オクテン-3-オール（マツタケオール）

ヨウショウロタケ科セイヨウショウロタケ属のキノコである。食用にされるのは、フランスを主な産地とする黒トリュフとイタリアを主な産地とする白トリュフである。

人工栽培は困難で、通常は樹木の根に菌根を作り、樹木から栄養を得てミネラルなどを供給する外生菌根菌として地下に生息するため、嗅覚の優れた豚や犬を利用して収穫する。

ほとんどのトリュフは塊状か球状で、皮をむくことなくすべてを利用でき、地下で成熟したものは特有の芳香を発する。

他のキノコと比べて、水分が少なくタンパク質やミネラルが多い。

食卓のダイアモンドともいわれ、世界の三大珍味にあげられる。

コラム7　キノコ中毒の御三家—ツキヨタケ・クサウラベニタケ・カキシメジ

件数はそれほど多いわけではないが、キノコ類による食中毒は毎年発生している。

日本では、昔からヒラタケやシイタケなどと誤食されやすいツキヨタケ、ウラベニホテイシメジやハタケシメジなどと誤食されやすいクサウラベニタケによる食中毒が多く報告されている。

ツキヨタケはイルージンSという胃腸炎型の有毒成分を含み、暗所では青白く発光するキノコである。クサウラベニタケは、名前の通り不快臭を発し、有毒成分は溶血性タンパク質、コリン、ムスカリンなどで、胃腸炎のほか、発汗などの症状も現れる。この2種類に加え、シイタケとも似ているカキシメジもウスタリン酸という有毒成分を含み、胃腸炎のほか、頭痛を伴う中毒症状を引き起こす。そのためこの3種類の毒キノコは、「キノコ中毒の御三家」ともいわれている。

キノコ類は、栽培種の市販品が安全・安心である。日本で最も生産量が多い栽培種キノコは、現在エノキタケ、次いでブナシメジ、生シイタケ、マイタケ、エリンギの順となっている。

---

⑧　藻　　類

藻類とは主に水中に生育し、葉緑素によって光合成を行う独立栄養生物で、花をつけず胞子によって繁殖する。根、茎、葉の区別がはっきりしない葉状体で、生育環境によって海藻類と淡水藻類に分けられる。食用となる藻類のほとんどは海藻類である。

日本人は古くから魚介類とともに藻類を日常的な食品としてきたが、世界的には藻類を食用とする地域は日本のほか韓国や中国など主にアジアの一部に限られている。

1）分　　類

海藻類は海面からの水深による光の条件、クロロフィル以外の色素の違いにより色調が異なり、浅瀬から緑藻類、次いで褐藻類、さらに深いところに生育する紅藻類に分けられる。

藍藻類は、淡水藻類に分類される（表2-26）。

2）一般的成分特性

藻類には、アルギン酸、カラギーナン[29]、カンテンなどの食物繊維が豊富に含まれ、アルギン酸ナトリウム水溶液とカルシウムイオンによるゲル化を利用して人工イクラや人工フカヒレなどの加

表 2-26　藻類の分類

藍藻類	単細胞藻類で、クロロフィルと青色の色素タンパク質フィコシアニンを多く含み、青藍色を呈する。	スイゼンジノリ・スピルリナなど
緑藻類	多細胞藻類で、クロロフィルを多く含み緑色を呈する。	アオノリ・アオサ・クロレラ・クビレズタなど
褐藻類	多細胞藻類で、クロロフィルと β-カロテン、フコキサンチンを多く含み褐色を呈する。	コンブ・ワカメ・ヒジキ・モズクなど
紅藻類	多細胞藻類で、クロロフィル、フィコエリスリン、フィコシアニンのほかカロテノイド系色素を含む。フィコエリスリンは、色素タンパク質と発色団の複合体で、赤色を示す。	アマノリ・テングサ・オゴノリ・トサカノリなど

工品も製造されている。

　また、藻類の食物繊維は、特定保健用食品の成分や安定剤、増粘剤、ゲル化剤など食品添加物の材料、保湿性を高める化粧品の材料としても利用されている。

　世界的に見ると不足しがちな無機質であるヨウ素のよい給源となっているだけでなく、カルシウム、カリウム、鉄などの無機質も多く含まれ、プロビタミン A やビタミン C も豊富である。

　イオウ化合物による磯の香、マンニトールによる甘味、グルタミン酸、アラニン、グリシンなどのアミノ酸はうま味を呈している。

　藻類は、一般的に乾燥品として流通することが多いが、つくだ煮などの加工品のほか化粧品や製紙、繊維などの工業用、医療用の材料としても利用されている。

3）種　　類

（1）**藍藻類　スイゼンジノリ**　　淡水藻類の藍藻類で熊本県水前寺付近の江津湖を原産地とし、熊本県、福岡県の限られた地域でしか得られない地域的に特殊な食品で生産量は極めて少ない。

　カンテン質の塊から夾雑物を取り除き、すりつぶした後、素焼き板に一定の厚さで塗りつけ、陰干しにして製品とする。

　鉄とビタミン K が豊富で、風味に欠けるが鮮やかな青藍色と歯ざわりが特徴的である。

　日本料理の吸い物や酢の物、刺身のツマなどに利用されるほか、つくだ煮にも加工される。

（2）**緑藻類　アオノリ**　　アオノリは、1 種類の海藻を示す名称ではなく、ヒトエグサ、スジアオノリ、ボウアオノリ、ヒラアオノリなど日本で 15 種類ほど知られているアオノリ属の海藻の総称である。

　潮間帯の岩場などについた原藻を水洗して、すいて素干しにしたり、乾燥して粉末にし、アオノリ、ふりかけの材料とするほか、つくだ煮にも加工される。鮮やかな緑色と特有の香りをもち、タンパク質が比較的多い。無機質では特に鉄が多く、カルシウムも豊富である。ビタミン類ではカロテン類が多く、ビタミン B_1、B_2、ナイアシン、ビタミン C も比較的多い。

　一般的にアオノリと呼ばれ、生でも流通し、「海苔のつくだ煮」の原料となっているのは、ヒトエグサである。

（3）**緑藻類　アオサ**　　アナアオサ、ボタンアオサ、ナガアオサ、リボンアオサなどアオサ属の

---

29 カラギーナン：紅藻類のスギノリ科の海藻から製造したゲル化剤で、カンテンより透明度が高く、3 種類の性質の異なる型があり、それぞれ固まり方に特徴がある。

総称で、潮間帯下部の岩や他の海藻に着生し、日本各地の沿岸に分布している。全体的にやや硬く、ひだが多い。鮮緑色で香りがよく、タンパク質やマグネシウム、カルシウムが豊富である。採取して水洗後天日乾燥し、粉末にしたり、薄板状に乾燥したものをあぶって細かくし、アオノリの代用にすることもある。

　増えすぎると漁業に影響を及ぼす場合もある。

コラム8　新しい食用海藻

　クビレズタ・フサイワズタ　南西諸島に生息し、日本では沖縄県で収穫され養殖も行われているクビレズタは、別名海ブドウといわれる緑藻類である。藻の茎や根に見える管状部分の先端が球体になって丸く膨らみ、ブドウの実に似ているところからつけられた呼び名である。常温で保存でき、生のままサラダや刺身のツマに利用され、海藻らしい風味とプチプチした食感が楽しめる。

　瀬戸内海や九州などの低潮線付近の岩に生息し、最近、熊本県で養殖が始められたフサイワズタもクビレズタと同じ分類に属し、そのままでも、てんぷらにしてもおいしいとされ、新しい食用海藻としての可能性が注目されている。

　クロレラ　緑藻類に分類され、多くは淡水中で繁殖する単細胞藻類である。一般的に乾燥品はタンパク質が約60％含まれ、食物繊維約14％、カロテン約100 mg％、カルシウム約80 mg％、鉄約50 mg％と栄養豊富なことから緑黄色野菜の補助食品ともなる。コレステロール低下作用や血圧低下作用、整腸作用なども期待され、健康補助食品としても利用されている。一方で、ビタミンKが比較的多く含まれていることから、抗血栓形成薬ワーファリン服用中の患者への利用は避けるべきとされており、さらに、非常に多く含まれるクロロフィルが分解して生じるフェオフォルバイドにより皮膚障害が発生する事例も知られている。

(4)　褐藻類　コンブ　日本で食用となっているコンブ類はマコンブ、リシリコンブ、ホソメコンブ、ミツイシコンブ（日高コンブ）、ナガコンブ、ガゴメコンブなど10種類ほどである。主に北海道沿岸で生産され、生産地により種類がほぼ決まっているため、製品には産地名がつけられている。

　7月から9月にかけて採取したコンブは、乾燥すると炭水化物が56〜65％を占め、アルギン酸、フコイダンなどの難消化性多糖類を多く含む。アルギン酸は、D-マンヌロン酸とL-グルロン酸からなり、粘性が高くコレステロール低下作用などの生理機能効果を示すほか、加工食品の増粘剤や安定剤などとしても利用されている。フコイダンもフコースからなる硫酸化された粘性のある多糖類で、抗血液凝固作用、抗腫瘍作用などの生理機能効果が報告されている。

　乾燥したコンブ表面の白い粉末は、糖アルコールのマンニトール（マンニット）である。

　マコンブは最も古くから食用とされ、最大の産地は道南である。濃厚なだしが取れ、煮てもやわらかく食べられる。つくだ煮やおぼろコンブ、とろろコンブにも加工される。タンパク質は乾燥重量100 gあたり5.8 gで、コンブのつくだ煮のアミノ酸スコアは100である。

(5)　褐藻類　ワカメ　ワカメは、海藻類で最も生産量が多く、大部分は養殖で生産量の70％近くを三陸沿岸の岩手県、宮城県で占めている。ほとんどは乾燥品または塩蔵品として流通しているが、早春に収穫したワカメは最も味がよく、春は生でも流通する。

　ワカメを加熱すると、タンパク質と結合していたカロテノイド系色素のフコキサンチン（黄色）が分離し、クロロフィルと合わさって鮮やかな緑色を呈する。

　素干しワカメのタンパク質は、乾燥重量100 gあたり13.6 gで、アミノ酸スコアは100である。

　ワカメの根元部分のメカブには、アルギン酸やフコイダンが多く含まれている。

⑹ **褐藻類　ヒジキ**　　ヒジキは、主に北海道南部から太平洋沿岸、瀬戸内海に生息し、潮間帯下部の岩上に群生している。春になると急速に成長し旬を迎える。生のヒジキは渋みが多いので、釜で煮熟してから適当な長さに切断し、天日乾燥する。

　鉄釜で煮熟した場合は、鉄が非常に多く、カルシウム、マグネシウム、亜鉛などの無機質（表2-27）のほか葉酸や食物繊維も豊富である。干しヒジキは、水に戻すと10倍前後に増加する。

⑺ **褐藻類　モズク**　　低潮線周辺のホンダワラなどの海藻に絡みついて生息する非常に細い糸状の海藻で、ぬめりがある。主に日本海沿岸、瀬戸内海、九州に分布し、晩春から初夏が旬となる。

　季節限定の生のモズクは、量的に少なくなって高級品となり、国内で流通するモズクのほとんどが、1970年代から養殖が始まったオキナワモズクである。モズクに比べ太くてぬめりも強い。食感がよく、香りや甘みがあり、生で食べるほか塩蔵品などにも加工されている。

⑻ **紅藻類　アマノリ**　　アサクサノリ、スサビノリ、マルバアマノリ、クロノリなど20種類ほどがあり、一般に「海苔」として市販されているものはこれらの乾燥品である。養殖ノリの主流はスサビノリで、晩秋から摘み取りが始まる。

　アマノリは、光合成色素としてクロロフィル、カロテノイド、紅色のフィコエリスリンなどを含み黒色を示すが、フィコエリスリンは熱に不安定なため、乾ノリを加熱するとフィコエリスリンが変性して紅色が消失し、変性したクロロフィルと比較的熱に安定的なカロテノイド色素などの影響で青緑色の焼きノリ特有の色を示す。

　アマノリ（干しノリ）の主成分はそれぞれ39％前後の炭水化物（食物繊維総量31.2％）とタンパク質で、アミノ酸スコアは100と植物性タンパク質としても優れている。ノリのオリゴペプチドは、血圧調節機能をもつ成分として特定保健用食品に利用されている。主要な無機質（表2-27）を含み、β-カロテン、ビタミンB_1、B_2、ナイアシン、ビタミンCも豊富で（表2-28）、植物性食品にはほとんど含まれないビタミンB_{12}も干しノリ100gあたり78.0μg含んでいる。

　マルバアマノリは、乾ノリのほか「岩ノリ」としても流通している。

表2-27　主な海藻（素干し・乾物）の無機質含量

（可食部100gあたり）

分類	海藻	灰分 (g)	カルシウム (mg)	マグネシウム (mg)	リン (mg)	鉄 (mg)	亜鉛 (mg)	銅 (mg)	マンガン (mg)	ヨウ素 (μg)
緑藻類	アオサ 素干し	18.7	490	3,200	160	5.3	1.2	0.80	17.00	2,200
	アオノリ 素干し	17.8	750	1,400	390	77.0	1.6	0.58	13.00	2,700
褐藻類	マコンブ 素干し／乾	19.1	780	530	180	3.2	0.9	0.11	0.21	200,000
	乾燥ワカメ 素干し	16.8	780	1,100	350	2.6	0.9	0.08	0.32	—
	ヒジキ 乾 ステンレス釜	22.7	1,000	640	93	6.2	1.0	0.14	0.82	45,000
	ヒジキ 乾 鉄釜	25.2	1,000	640	93	58.0	1.0	0.14	0.82	45,000
紅藻類	アマノリ 焼きのり	8.3	280	300	700	11.0	3.6	0.55	3.72	2,100

出典）文部科学省『日本食品標準成分表2020年版（八訂）』

表 2-28　主な海藻（素干し・乾物）のビタミン含量

（可食部 100 g あたり）

分類	海藻	β-カロテン （µg）	レチノール 活性当量 （µg）	ビタミン K （µg）	葉酸 （µg）	ビタミン B$_1$ （mg）	ビタミン B$_2$ （mg）	ナイアシ ン当量 （mg）	ビタミン C （mg）
緑藻類	アオサ 素干し	2,500	220	5	180	0.07	0.48	16.0	25
	アオノリ 素干し	20,000	1,700	3	270	0.92	1.66	14.0	62
褐藻類	マコンブ 素干し／乾	1,600	130	110	240	0.26	0.31	2.3	29
	乾燥ワカメ 素干し	7,700	650	660	440	0.39	0.83	(14.0)	27
	ヒジキ　乾 ステンレス釜	4,400	360	580	93	0.09	0.42	4.4	0
	ヒジキ　乾 鉄釜	4,400	360	580	93	0.09	0.42	3.4	0
紅藻類	アマノリ 焼きのり	25,000	2,300	390	1,900	0.69	2.33	20.0	210

注）（　）の数字は推定値
出典）文部科学省『日本食品標準成分表 2020 年版（八訂)』

⑼　**紅藻類　テングサ**　　マクサ、オバクサ、シマテングサなどのテングサ科の海藻の総称で、日本では 17 種類ほどが知られている。一般的に紫紅色で枝分かれした形状をもつ。

これらの多糖類を加熱抽出してゲル化したものがところてんであり、乾燥した原藻を煮出して冷却凝固させ、凍結乾燥したキセロゲル[30]がカンテンで、形状によって角カンテン、糸カンテン、粉カンテンとなる。

カンテンは菓子材料のほか加工食品のゲル化剤、微生物の培地、医薬品、化粧品などに広く利用されている。

乾燥テングサは炭水化物が約 54 ％を占め、主な成分はアガロースとアガロペクチン（7：3）からなるカンテンである。カンテンゲルは弾力がなく、融解温度が高くゼラチンとはゲル化特性が異なるので使い分けが必要である。

⑽　**紅藻類　オゴノリ**　　磯や潮間帯に生息し、国内産は流通量が少なく、養殖が進んでいる中国やフィリピンなどからの輸入品がテングサとともにカンテンの材料とされている。

生で食べると危険であるが、茹でてアルカリ処理すると濃い緑色になり、刺身のツマとしても利用される。

⑾　**紅藻類　トサカノリ**　　日本列島の中南部太平洋側から瀬戸内海、九州にかけて生息しており、鶏のトサカに似た形に広がり、生では赤く、加熱すると鮮緑色になる紅藻類。

赤い原藻をそのまま塩漬し、水洗いして手揉みしながら乾燥させた赤トサカ、原藻をアルカリ処理し、緑色になったところで水洗し、塩漬保存した青トサカ、原藻を脱色処理した白トサカがある。

---

30 キセロゲル：ゲルの乾燥した状態。

31 ガラクタン：D-ガラクトースと 3, 6-アンヒドロ-L-ガラクトースが α-1, 3 結合と β-1, 4 結合を交互に繰り返して結合している構造をもつ多糖。

炭水化物として主にガラクタン[31] を含み、食感を生かして和え物、サラダ、刺身のツマなどに利用されている。

引用・参考文献

【穀類】

太田英明・北畠直文・白土英樹編　2018年『食べ物と健康　食品の科学（改訂第2版）』南江堂

喜多野宣子・上村昭子・久木久美子　2020年『食べ物と健康Ⅱ（第2版）』化学同人

小西洋太郎　2015年「アマランサスの食品栄養学的研究から見えてくるもの」『生活科学研究誌』14巻、『生活科学研究誌』編集委員会、pp.1-15

小西洋太郎・辻英明・渡邊浩幸・細谷圭助編　2021年『食べ物と健康　食品と衛生　食品学各論（第4版）』講談社サイエンティフィク

津田謹輔・伏木亨・本田佳子監修　2018年『Visual栄養学テキスト　食べ物と健康Ⅱ　食品学各論―食品の分類・特性・利用』中山書店

【イモ類】

新井貞子・菅原龍幸　1999年「ヤマイモの食用法に関する食文化的研究」『日本食生活学会誌』10巻1号、日本食生活学会、pp.21-28

栢野新市・水品善之・小西洋太郎編　2016年『栄養科学イラストレイテッド　食品学Ⅱ　食べ物と健康　食品の分類と特性、加工を学ぶ』羊土社

桐渕壽子・久保田紀久枝　1976年「甘藷の加熱調理に関する研究（第1報）生成糖と β-アミラーゼ活性」『家政学雑誌』27巻6号、日本家政学会、pp.418-422

公益社団法人日本フードスペシャリスト協会編　2014年『3訂 食品の官能評価・鑑別演習』建帛社

杉田浩一・平宏和・田島眞・安井明美編　2017年『新版 日本食品大事典』医歯薬出版

瀬口正晴・八田一編　2016年『新食品・栄養科学シリーズ　食品学各論（第3版）』化学同人

中村善行・高田明子・藏之内利和・増田亮一・片山健二　2014年「糊化温度の低いデンプンを含むサツマイモ『クイックスイート』における加熱に伴うマルトース生成の機序」『日本食品科学工学会誌』61巻2号、日本食品科学工学会、pp.62-69

中村善行・増田亮一・藏之内利和・片山健二　2016年「蒸したサツマイモ塊根の総アスコルビン酸残存率に及ぼすデンプン糊化温度の影響」『日本食品科学工学会誌』63巻10号、日本食品科学工学会、pp.433-438

宮越俊一　2016年「こんにゃくとグルコマンナンの化学」『化学と教育』64巻6号、日本化学会、pp.292-295

文部科学省　2020年『日本食品標準成分表2020年版（八訂）』

【豆類】

Miyagi, Y., Shinjo, S., et al, 1997, Trypsin Inhibitor Activity in Commercial Soybean Products in Japan, *J. Nutr. Sci. Vitaminol.* (Tokyo), 43(5), pp.575-580

Yoshida, K., Nagai, N., et al, 2019, Structure of Two Purple Pigments, Catechiopyranocyanidins A and B from the Seed-Coat of the Small Red Bean, Vigna Angularis. *Sci. Rep.*, 9(1):1484

栢野新市・水品善之・小西洋太郎編　2016年『栄養科学イラストレイテッド　食品学Ⅱ　食べ物と健康　食品の分類と特性、加工を学ぶ』羊土社

公益社団法人日本フードスペシャリスト協会編　2014年『3訂 食品の官能評価・鑑別演習』建帛社

菅野道廣・高松清治　2004年「大豆の生理活性成分とその効用」『日本醸造協会誌』99巻3号、日本醸造協会、pp.148-155

杉田浩一・平宏和・田島眞・安井明美編　2017年『新版 日本食品大事典』医歯薬出版

瀬口正晴・八田一編　2016年『新食品・栄養科学シリーズ　食品学各論（第3版）』化学同人

畑井朝子　1994年「小豆の調理特性」『調理科学』27巻3号、日本調理科学会、pp.238-242

古田収・羽鹿牧太　1997年「リポキシゲナーゼ完全欠失大豆の育成とその加工利用について」『日本醸造協会誌』92巻8号、日本醸造協会、pp.573-578

【野菜類】

医療情報科学研究所　2021年『レビューブック　管理栄養士　2022』メディックメディア

江崎秀男・小野崎博通　1982年「大根おろし辛味成分の消長について」『家政学雑誌』33巻10号、日本家政学会、pp.513-520

衛藤英男　2020 年「野菜スプラウトの機能性の最近の進展—発酵ソバスプラウトを中心に」『科学・技術研究』9 巻 2 号、科学・技術研究会、pp.103-107

太田英明・北畠直文・白土英樹編　2018 年『食べ物と健康　食品の科学（改訂第 2 版）』南江堂

栢野新市・水品善之・小西洋太郎編　2016 年『栄養科学イラストレイテッド　食品学Ⅱ　食べ物と健康　食品の分類と特性、加工を学ぶ』羊土社

桐渕壽子・川嶋かほる　1987 年「調理時におけるアスコルビン酸の変化」『日本家政学会誌』38 巻 10 号、日本家政学会、pp.877-887

講談社　2013 年『からだにやさしい旬の食材　野菜の本』講談社

小西洋太郎・辻英明・渡邊浩幸・細谷圭助編　2021 年『食べ物と健康　食品と衛生　食品学各論（第 4 版)』講談社サイエンティフィク

澤野勉原編著、高橋幸資新編編著　2018 年『新編 標準食品学 各論［食品学Ⅱ］』医歯薬出版

重冨貴子　2018 年「生鮮食品の『機能性表示』と新たなマーケティングの可能性」『流通情報』533 巻、流通経済研究所、pp.21-35

杉田浩一・平宏和・田島眞・安井明美編　2017 年『新版 日本食品大事典』医歯薬出版

高宮和彦　1993 年『野菜の科学』朝倉書店

独立行政法人農業・生物系特定産業技術研究機構　2006 年『農業技術事典』農山漁村文化協会

中山勉・和泉秀彦　2017 年『食品学Ⅱ（改訂第 3 版）』南江堂

【果実類】

医療情報科学研究所　2021 年『レビューブック　管理栄養士　2022』メディックメディア

小西洋太郎・辻英明・渡邊浩幸・細谷圭助編　2021 年『食べ物と健康　食品と衛生　食品学各論（第 4 版)』講談社サイエンティフィク

澤野勉原編著、高橋幸資新編編著　2018 年『新編 標準食品学 各論［食品学Ⅱ］』医歯薬出版

杉田浩一・平宏和・田島眞・安井明美編　2017 年『新版 日本食品大事典』医歯薬出版

茶珍和雄　2007 年『園芸作物保蔵論』建帛社

中央果実協会　2019 年「果物の消費に関するアンケート調査報告書」『中央果実協会調査資料』No.249、中央果実協会

中島肇・佐藤薫　2017 年『食品学Ⅱ』化学同人

中山勉・和泉秀彦　2017 年『食品学Ⅱ（改訂第 3 版）』南江堂

三輪正幸　2014 年『からだにおいしい　フルーツの便利帳』高橋書店

山下陽子・芦田均　2016 年「プロシアニジンの機能性」『化学と生物』54 巻 10 号、日本農芸化学会、pp.747-752

【キノコ類】

栢野新市・水品善之・小西洋太郎編　2016 年『栄養科学イラストレイテッド　食品学Ⅱ　食べ物と健康　食品の分類と特性、加工を学ぶ』羊土社

川上美智子・西川陽子編著　2016 年『栄養管理と生命科学シリーズ　食品の科学各論』理工図書

澤野勉原編著、高橋幸資新編編著　2018 年『新編 標準食品学 各論［食品学Ⅱ］』医歯薬出版

下橋淳子編著　2012 年『新版 食べ物と健康［食品学各論］』八千代出版

社団法人農山漁村文化協会編　2010 年『地域食材大百科　第 4 巻　乳・肉・卵・昆虫・山菜・野草・きのこ』社団法人農山漁村文化協会

菅原龍幸・井上四郎編　2001 年『新訂 原色食品図鑑』建帛社

杉田浩一・平宏和・田島眞・安井明美編　2017 年『新版 日本食品大事典』医歯薬出版

【藻類】

栢野新市・水品善之・小西洋太郎編　2016 年『栄養科学イラストレイテッド　食品学Ⅱ　食べ物と健康　食品の分類と特性、加工を学ぶ』羊土社

澤野勉原編著、高橋幸資新編編著　2018 年『新編 標準食品学 各論［食品学Ⅱ］』医歯薬出版

下橋淳子編著　2012 年『新版 食べ物と健康［食品学各論］』八千代出版

食品機能性の科学編集委員会編、西川研次郎監修　2008 年『食品機能性の科学』産業技術サービスセンター

菅原龍幸・井上四郎編　2001 年『新訂 原色食品図鑑』建帛社

杉田浩一・平宏和・田島眞・安井明美編　2017 年『新版 日本食品大事典』医歯薬出版

藤原昌高　2011 年『地域食材大百科　第 5 巻　魚介類・海藻』農山漁村文化協会

3 章

動物性食品の成分特性と加工特性

① 肉類　食肉加工品

1）食肉の種類

　肉類の大部分を占めるのは、牛や豚などの家畜および鶏などの家禽の骨格筋とその可食臓器であるが、猪や鹿などの野獣肉、きじ、かもなどの野鳥肉も利用されている。日本食品標準成分表 2020年版（八訂）では、肉類を畜肉類、鳥肉類およびその他に分類し、畜肉類では猪、いのぶた、うさぎ、牛、馬、くじら、鹿、豚、めんよう（羊）、やぎを、鳥肉類ではうずら、がちょう、かも（まがも、あいがも、あひる）、きじ、しちめんちょう、すずめ、にわとり、はと、ほろほろちょうを、その他ではいなご、かえる、すっぽん、はちおよびその加工品を収載している。

　(1)　牛肉　　肉用牛には、肉専用種、乳用種、交雑種（F1 とも呼ばれる）がある。肉専用種は、牛肉の生産を目的として飼養される牛で、日本で飼養されている肉専用種には黒毛和種、褐毛和種、日本短角種、無角和種およびそれら 4 品種間の交雑種があり、「和牛」と表示できる。和牛の 90 ％以上は黒毛和種で、肉質がやわらかく、脂肪が交雑した霜降り肉が得られる。市場では地域の名称等をつけた銘柄牛の肉が販売されているが、これは飼育方法等の違いであり、銘柄ごとに特別の品種が存在するわけではない。乳用種はホルスタイン種の雄子牛を多くの場合は去勢し、20 カ月程度まで肥育した「乳用肥育牛」で、「国産牛」と表示して市販されている例が多い。交雑種は、生産コストの引き下げ、肉質の向上を目的に肉専用種と乳用種を交配して作られ、代表的な交雑種は、黒毛和種の雄牛とホルスタイン種の雌牛を交配したものである。黒毛和種などの純粋種に比べて病気に強い等、抵抗性をもつことが知られる。外来種にはアバディーンアンガス種（スコットランド原産）、ヘレフォード種（イングランド原産）などがあり、冷蔵や冷凍の形でオーストラリアやアメリカから輸入される。肉用牛以外では、泌乳量の低下した乳廃牛を食肉として利用することがある。国内の牛には、「牛の個体識別のための情報の管理及び伝達に関する特別措置法（牛トレーサビリティ法）[1]」により、牛の耳標および牛肉に個体識別番号が記載されており、インターネットを通じて牛の生産履歴を調べることができる。

　(2)　豚肉　　日本で主に飼育されている豚の主な品種には、大型種のランドレース種（デンマーク原産）、大ヨークシャー種（イングランド原産）、やや大型のハンプシャー種（アメリカ原産）、デュロック種（アメリカ原産）、中型の中ヨークシャー種（イングランド原産）、バークシャー種（イングランド原

---

1 牛トレーサビリティ法：トレーサビリティとは、trace と ability を組み合わせた言葉で、生産・加工および流通過程などの食品の移動を把握できることをいう。日本では、BSE（牛海綿状脳症）の発生を契機に制定された「牛トレーサビリティ法」、適正な米の流通を図る目的で制定された「米トレーサビリティ法」がある。牛トレーサビリティ法では、BSE のまん延防止措置の的確な実施を図るため、牛を個体識別番号により一元管理するとともに、生産から流通・消費の各段階において個体識別番号を正確に伝達することにより、消費者に対して個体識別情報の提供を促進している。

産）がある。市販されている豚肉は、大型種の交雑種が大部分を占め、月齢5～6カ月、体重は100 kg 程度で食用にされる。日本では、通常3品種をかけ合わせた三元交雑豚が主で、母系に大ヨークシャー種（W）とランドレース種（L）との雑種（WL または LW）、父系にデュロック種（D）を交配させた WLD（または LWD）が多い。中型種は大型種よりもやや小型の品種で、現在の生産量は少ないものの、いわゆる「黒豚」としてバークシャー種が市販されている。

（3）**羊肉**　羊の肉で生後1年以上を経過したものをマトン、生後1年未満のものをラムと呼ぶ。ほとんどはニュージーランド、オーストラリアからの輸入品である。脂肪酸としてオクタン酸やノナン酸を含み、特有の臭みがある。ラムはマトンに比べて肉質がやわらかく、臭みが少ない。

（4）**鶏肉**　肉用種としては、白色コーニッシュ種、白色プリマスロック種などがある。卵肉兼用種としては、黄斑プリマスロック種、ロードアイランドレッド種などがあるが、卵用、肉用とそれぞれ品種改良が進んでいる。また、産卵率が低下した卵用種の白色レグホン種を食肉として利用することもある。鶏肉として市場に出ているものには、大きく分けて「ブロイラー[2]」「地鶏」「銘柄鶏（特産鶏）」があるが、大部分は肉専用の交雑種を肥育したブロイラー（若鶏）である。日本では、白色コーニッシュ種（雄）と白色プリマスロック種やニューハンプシャー種（雌）の雑種を飼育したものが主流である。強健で成長が早く、平均8～10週齢の若鶏（体重2 kg）が出荷され、肉づきは良好であるが肉質がやわらかく水っぽい。「地鶏」や「銘柄鶏（特産鶏）」は品種や飼料、飼育期間等を定めて生産したものである。日本農林規格（JAS 規格）では、「地鶏肉」の規格として、素びなは在来種由来血液百分率が50％以上のものであって、出生の証明（在来種からの系譜、在来種由来血液百分率および孵化日の証明をいう）ができるものを使用していること、孵化日から75日間以上飼育、28日齢以降は平飼い（鶏舎内または屋外において、鶏が床面または地面を自由に運動できるようにして飼育する飼育方法）で、1 m² あたり10羽以下で飼育していることが定められている。在来種として認められている品種は、明治時代までに国内で成立し、または導入され定着した烏骨鶏、コーチン、薩摩鶏、軍鶏、矮鶏、名古屋種、比内鶏、三河種、黄斑プリマスロック種、ロードアイランドレッド種などの38品種である。地鶏肉は、飼育期間が長く、肉質は硬いがうま味があるのが特徴である。一方で、飼料、飼育方法、飼育日齢などに工夫を加えて育てたものであっても、日本在来種の血統が50％未満のものは一般に「銘柄鶏（特産鶏）」と分類される。

（5）**その他**　馬肉は、ミオグロビンが多く、空気に触れるときれいな赤色になり、「桜肉」とも呼ばれている。グリコーゲンが多く、甘みをもつ。ほとんどがアルゼンチン、カナダなどから輸入されている。そのほか、野生鳥獣肉も食用として利用される。食材となる野生鳥獣肉のことをフランス語でジビエという。鹿や猪による農作物被害は大きな問題であり、捕獲が進められるとともに、ジビエとしての利用も全国的に広まっている。2018年にはジビエ食肉処理施設の認証を行う国産ジビエ認証制度[3]が制定されている。一般に、鹿肉は「もみじ」と呼ばれ、高タンパク質、低脂質で鉄が多く含まれる。猪肉は「ぼたん」「山くじら」とも呼ばれ、豚肉と比べると鉄やビタミン B_{12} が

---

2 ブロイラー：鶏肉を生産することだけを目的として、その産肉性、成長性、飼料利用性、抗病性、再一性などを高めるように育種改良された若鶏であり、鶏の品種には該当せず、品種間あるいは系統間の雑種である。国内生産の90％を占める。

3 国産ジビエ認証制度：食肉処理施設の自主的な衛生管理等を推進するとともに、より安全なジビエの提供と消費者のジビエに対する安心の確保を図ることを目的としており、衛生管理基準およびカットチャートによる流通規格の遵守、適切なラベル表示によるトレーサビリティの確保等に適切に取り組む食肉処理施設の認証を行うものである。

コラム1　和牛と国産牛

　農林水産省が2007年に定めた「和牛等特色ある食肉の表示に関するガイドライン」によれば、「和牛」と認められるには、以下の4つの条件が必要である。1）黒毛和種、褐毛和種、日本短角種、無角和種のいずれか、あるいはこの4種の交配によって産まれた交雑種である。2）国内で産まれ、国内で飼育された牛である。3）上記1）を満たしていることが、家畜改良増殖法に基づく登録制度などによって証明できる。4）上記1）と2）を満たしていることが、牛トレーサビリティ制度によって確認できる。一方で、「国産牛」は、飼養期間が最も長い場所が国内である牛のことを指す。そのため、乳用肥育牛や交雑種だけでなく、外来種であっても日本での飼養期間が海外での飼養期間より長ければ、国産牛と表示できる。

多く含まれる。

2）食肉の部位

　肉類は、部位によって肉質や成分値が異なり、その特徴に適した調理用途がある。

　（1）牛肉　　牛肉の部位は、かた、かたロース、リブロース、サーロイン、ばら、もも、そともも、ランプ、ヒレに分けられる（図3-1）。かたは運動する時に使われる筋肉が集まった部位で、筋や膜が多く、肉質は硬いが味は濃厚である。煮込み料理やスープに適する。かたロースは、やや筋っぽいが、脂肪が適度についているので、風味がよい。しゃぶしゃぶやすき焼きなどの薄切り肉を使う料理に向いている。リブロースは、霜降りになりやすく、肉のきめが細かく、やわらかい。ローストビーフやステーキに利用される。サーロインは肉質がよくやわらかく、風味がよい。ステーキとして最高部位といわれている。ばらには、肩側にある「かたばら」とリブロースとサーロインに接する「ともばら」がある。肉質はきめが粗くて、やや硬めであり、煮込み料理に適する。ももは、「うちもも」と「しんたま」に分けられる。うちももは、肉塊が比較的大きく、赤身が多い部分肉である。しんたまは、球状形をしており、肉のきめが細かく、やわらかい。そとももは運動に使われる筋肉であるため、筋線維が粗く硬い。薄切りにして焼き肉や煮込み料理に用いられる。また、コンビーフなどの塩漬肉に利用される。ランプは尻の部分であり、きめが細かく、やわらかく、ステーキとしても利用される。ヒレの語源はフランス語のfilletからきており、運動にほとんど使われない筋肉であるため、きめが細かく、脂質も少なく、最もやわらかい部位である。英語でやわらかいという意味のtenderから、テンダーロインとも呼ばれる。ステーキやローストビーフに適している。そのほか、副生物として舌（たん）、心臓（はつ）、肝臓（レバー）、腎臓（まめ）、第一胃（みの）、第二胃（はちのす）、第三胃（せんまい）、第四胃（あかせんまい）、小腸（ひも）、大腸（しまちょう）、直腸（てっぽう）、腱（すじ）、子宮（こぶくろ）、尾（テール）、横隔膜（はらみ、さがり）も利用される。

　（2）豚肉　　豚肉の部位は、かた、かたロース、ロース、ばら、もも、そともも、ヒレに分けられる（図3-2）。かたは運動する時に使われる部

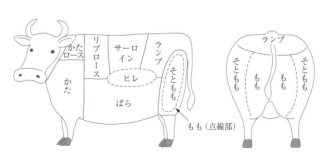

注）点線部は内側の部位を示す

図3-1　牛肉の部位

出典）文部科学省『日本食品標準成分表2020年版（八訂）』p.422

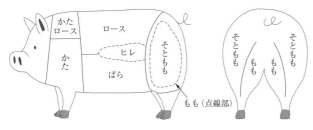

注）点線部は内側の部位を示す

図3-2　豚肉の部位

出典）文部科学省『日本食品標準成分表2020年版（八訂）』p.432

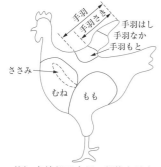

注）点線部は内側の部位を示す

図3-3　鶏肉の部位

出典）文部科学省『日本食品標準成分表2020年版（八訂）』p.441

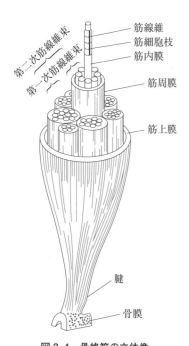

図3-4　骨格筋の立体像

出典）細野明義・鈴木敦士『畜産加工』朝倉書店、1989年

位で小さな筋肉が多く、きめが粗く硬いため、ひき肉や薄切り肉、こま切れ肉にして使用することが多い。また、シチューなどの煮込み料理に適する。かたロースは、脂質が比較的多く、肉質はかた肉とロース肉の中間で、ロース側に近い方がやわらかい。ロースは、きめが細かく、肉質がやわらかい。脂肪はうま味があるため、取りすぎないようにする。豚肉の中では高級部位として広く利用され、カツやソテーなどに適する。ばらは、脂質が多く、きめはやや粗いが風味やコクに優れている。角煮やベーコン、煮込み料理に適する。ももは、「うちもも」と「しんたま」からなり、赤身で脂質が少ない。焼き肉やカツに向いている。そとももは、牛肉でいうランプとそとももに相当する。きめが粗く、煮込み料理に適する。ヒレは、きめが細かく、最もやわらかいが、脂質が少ないため、比較的淡泊な味である。カツやソテーなどに適する。そのほか、副生物としては、舌（タン）、心臓（ハツ）、肝臓（レバー）、腎臓（マメ）、胃（ガツ）、小腸（ヒモ）、大腸（ダイチョウ）、子宮（コブクロ）、豚足、軟骨が利用される。

⑶　鶏肉　鶏肉の部位は、手羽（手羽さき、手羽もと）、むね肉、もも肉、ささみに分けられる（図3-3）。手羽さきは、結合組織や脂質が多く、揚げ物や煮物に向く。手羽もとは、手羽さきに比べ脂質が少なくやわらかく、味が淡泊である。から揚げに向く。むね肉は脂質が少なく、やわらかく、味が淡泊である。もも肉は、むね肉に比べて硬く、筋肉間に脂肪がある。皮つきの場合、皮下脂肪があるため、脂質が多くなる。揚げ物や煮物など用途が幅広く、骨つきのままフライドチキンにすることもある。ささみは、鶏肉の中で最もやわらかく、味が淡泊である。脂質は少なく、タンパク質が多い。副生物として、心臓（ハツ）、肝臓（レバー）、砂肝、皮、軟骨が利用される。

3）食肉の組織と構造

　家畜や家禽の筋肉は、骨格筋や心筋を構成している横紋筋と消化管などの内臓や血管を構成している平滑筋に大別される。平滑筋や心筋も「モツ」として食したり、加工用に利用されたりすることがあるが、食肉の対象となるのは大部分が骨格筋である。骨格筋の構造を図3-4に示す。骨格筋を構成している組

織は筋線維の集合体である。筋線維は直径 20〜150 μm 程度の細長い円筒形で、筋鞘と呼ばれる細胞膜で包まれている。筋線維は 50〜150 本ずつくらい集合して筋束（第一次筋線維束）になる。この第一次筋線維束の横断面が肉眼で識別できる最小単位で、肉の「きめ」となる。第一次筋線維束が太いものはきめが粗く、細いものはきめが細かくなる。さらに、第一次筋線維束が集合して結合組織で包まれ、血管、神経、脂肪組織を包含して大きな束（第二次筋線維束）となり、骨格筋を形成する。

筋線維の内部には直径約 0.2〜2 μm の細長い筋原線維が筋線維の長軸方向に平行して多数走っている。筋原線維と筋原線維の間は少数の核と筋漿と呼ばれる細胞質が存在

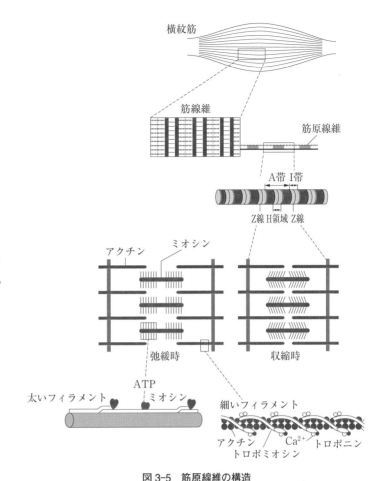

図 3-5　筋原線維の構造
出典）津久井亜紀夫編著『管理栄養士・栄養士のための　食べ物と健康［食品学各論］』八千代出版、2005 年、p.111

し、筋小胞体、ミトコンドリアなどを含んでいる。筋原線維を拡大してみると、筋原線維は I 帯（明帯）と A 帯（暗帯）とが交互に配列しており、I 帯の中心に Z 線があり、A 帯の中央に H 領域（H 帯）、H 領域の中心に M 線があって、周期的なしま模様（横紋）として見える（図3-5）。Z 線から次の Z 線までを筋節（サルコメア）といい、筋原線維の最小単位とされている。筋原線維は、直径約 6 nm のアクチンを主とする細いフィラメント（アクチンフィラメント）と直径約 15 nm のミオシンを主とする太いフィラメント（ミオシンフィラメント）からなり、筋肉の収縮運動に関与する。筋肉の収縮時には、アクチンフィラメントがミオシンフィラメントの間に滑り込み、サルコメアが縮んだ状態となる。

4）死後硬直と熟成

屠殺した家畜や家禽の筋肉は収縮して硬直するため、食肉として利用するためには、一定の熟成期間を経なければならない。家畜や家禽を屠殺すると、呼吸停止により酸素が運ばれなくなり、好気的 ATP の生産が停止される。しかし、一定期間は細胞が生きているため、恒常性を維持しようとして ATP は消費される。そこでエネルギーの一時貯蔵体であるクレアチンリン酸が ATP を供給する。クレアチンリン酸が減少すると、次に筋肉中のグリコーゲンが嫌気的解糖により ATP を供給する。グリコーゲンは、嫌気的解糖によりグルコースに分解され、ピルビン酸を経てさらに乳酸になる。筋肉の pH は、屠殺直後は pH7.0 程度あるが、乳酸の蓄積により pH5.5 付近まで低下する。

解糖系の酵素は失活し、反応が停止する。細胞内のATPとpHが低下すると、筋小胞体の働きが悪くなってカルシウムイオンが漏出し、アクチンフィラメントに沿うようにして存在するトロポニンと結合する。トロポニンの立体構造が変化し、トロポミオシンがアクチンフィラメントから離れると、アクチンがミオシンの間に滑り込み、筋肉が収縮する。しかし、ATPがないと、アクチンがミオシンに入り込んだまま両者が架橋結合し、収縮したままもとに戻らないため、硬い状態になる。これを死後硬直と呼ぶ。最大硬直状態に至る時間は、家畜・家禽の種類や温度によっても異なり、0～4℃で保存した場合、牛は24時間、豚で12時間、鶏で2～4時間である。死後硬直期は、保水性や結着性も悪く、硬いため、食用には適さない。保水性は屠畜直後が最大で、最大硬直期に最小となる。

　死後硬直が完了した肉をさらに放置すると時間とともに軟化する。この現象を解硬という。解硬現象は筋原線維のZ線の脆弱化、アクチンとミオシンの結合の弱化、骨格タンパク質のコネクチンの低分子化、プロテアーゼによるタンパク質の分解（筋肉自身に含まれる酵素によって分解される自己消化）による筋原線維の小片化が主な原因とされている。ATPも分解され、うま味成分の5′-イノシン酸（IMP）が蓄積する。自己消化の進行に伴って、食肉内でペプチド、遊離アミノ酸、ヌクレオチドなどが生成し、保水性が一部回復し、味、風味、コクが生じるとともに肉質もやわらかくなる。このように屠殺後の肉を一定期間保存し、死後硬直を経て解硬するまでの一連の過程を食肉の熟成という。解硬に要する時間は2～4℃の時に牛は約7～10日、豚は約3～5日、鶏は0.5日程度とされている。

5）食肉の成分

　肉類の成分値は、家畜・家禽の種類や部位、年齢などによっても変動する。特に脂質量の変動が大きい。脂質量は水分量と逆比例の関係にあり、脂質が多いと水分は少なくなる。タンパク質は種類や部位による変動は小さく、赤身肉では約15～25％含まれる。

　（1）**タンパク質**　　タンパク質は、筋漿（筋形質）タンパク質、筋原線維タンパク質、肉基質タンパク質に分けられる。筋漿タンパク質は、タンパク質の約20～30％を占め、色素タンパク質であるミオグロビンやヘモグロビンのほか、ミオゲンや解糖系酵素などが含まれる。筋原線維タンパク質は、タンパク質の約50％を占め、筋肉の収縮に直接関与するアクチンとミオシン、収縮調節に関与するトロポニン、トロポミオシンなどが含まれる。肉基質タンパク質は、コラーゲン、エラスチンなどの硬タンパク質で、結合組織を形成し、肉の硬さに関与する。魚肉に比べて畜肉では多く含まれ、タンパク質の約20％を占める。コラーゲンは水とともに加熱するとゼラチン化する。食肉は不可欠アミノ酸（必須アミノ酸）をバランスよく含む良質なタンパク質であるが、コラーゲンはトリプトファンをほとんど含まない。

　（2）**脂質**　　脂質は皮下脂肪と腹腔内脂肪に含まれる蓄積脂肪（約90％）と骨格筋や臓器組織に含まれる組織脂肪（約10％）に分けられる。蓄積脂肪は、そのほとんどがトリグリセリド（中性脂肪）である。組織脂肪には、リン脂質、糖脂質、ステロールが含まれる。ステロールの大部分はコレステロールである。脂肪酸は、一価不飽和脂肪酸であるオレイン酸が最も多く、次いで飽和脂肪酸のパルミチン酸、ステアリン酸が多い。必須脂肪酸であるリノール酸は、牛肉や羊肉より豚肉や鶏肉に多く含まれる。α-リノレン酸は、牛肉、豚肉、鶏肉では1％以下だが、馬肉には約4～5％含まれている。脂肪酸組成は、脂質の融点と関連し、多価不飽和脂肪酸であるリノール酸やα-リノレン酸を多く含む豚肉・鶏肉・馬肉は、牛肉や羊肉に比べて融点が低い。融点は、牛脂で40～50℃、

羊脂44〜55℃、豚脂33〜46℃、鶏脂30〜32℃、馬脂30〜33℃である。また、牛肉や羊肉などの反芻動物の肉には、トランスバクセン酸[4]や共役リノール酸[5]が少量含まれている。

(3) 炭水化物　炭水化物は肝臓にやや多いが、それ以外は極めて少ない。生筋中には約1％前後のグリコーゲンが含まれているが、屠畜後の熟成期間中に嫌気的解糖作用によって大部分が乳酸に分解される。したがって熟成後の食肉においては、ごくわずかにしか含まれない。ただし、馬肉にはグリコーゲンが約1〜2％含まれる。そのほかの炭水化物としては、プロテオグリカンとしてコンドロイチン硫酸やヒアルロン酸が結合組織や軟骨などに存在する。

(4) 無機質　食肉の種類による差はなく、全体として約1％前後含む。主な無機質は、カリウムやリン、ナトリウム、マグネシウム、鉄、亜鉛などで、カルシウムは少ない。内臓は筋肉より無機質が多い。

(5) ビタミン　ビタミンB_1、ビタミンB_2、ナイアシンなどが含まれ、特に豚肉にはビタミンB_1が多い。脂溶性ビタミンは筋肉部位にはほとんど含まれないが、肝臓にはビタミンAやビタミンDが多く含まれる。

(6) 色素成分　食肉の色は主にミオグロビンに由来し、ミオグロビンが多い方が肉色は濃くなる。ミオグロビン含量は動物の種類、年齢、雌雄、部位などによって異なるが、一般に鶏や豚よりも牛や馬に多く含まれる（表3-1）。また、加齢に伴ってミオグロビン含量が増加するため、老成動物の方が幼若動物より多い。

ミオグロビンはグロビンタンパク質とヘム色素が結合したもので、ヘム色素はポルフィリン環の中心に鉄が配位した構造をもつ（図3-6）。ヘム鉄が二価鉄（Fe^{2+}）のものをヘモクロム、三価鉄（Fe^{3+}）のものをヘミクロムというが、この鉄イオンの還元・酸化の状態や結合している物質によって、食肉および食肉加工品の色調が変化する。

屠殺直後の食肉では、ミオグロビンのヘム鉄は二価の還元型（デオキシミオグロビン）で、暗赤色をしている。切断して空気に触れると、ミオグロビンが空気中の酸素と結合（酸素化）し、鮮やかな赤

表3-1　食肉中のミオグロビン含量と色調

種類	ミオグロビン含量	色調
鶏肉	0.1〜0.15 ％	淡赤色 ↑
豚肉	0.05〜0.15 ％	
羊肉	0.25 ％	
牛肉	0.5 ％	
馬肉	0.8 ％	↓
鯨肉	1〜8 ％	濃赤色

出典）齋藤忠夫・根岸晴夫・八田一編『畜産物利用学』文永堂出版、2011年、p.139

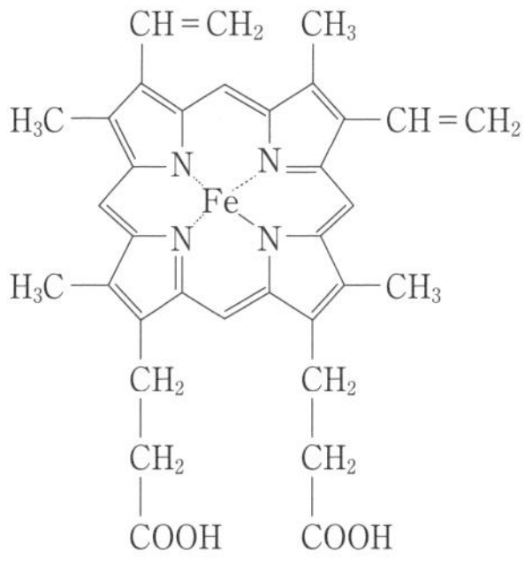

図3-6　ヘム色素の構造

---

4 トランスバクセン酸：天然に存在する不飽和脂肪酸は通常シス型だが、牛肉や羊肉にはトランス型脂肪酸が含まれる。反芻動物の胃内に寄生する微生物は、シス−トランスイソメラーゼという特殊な酵素を有し、シス型の不飽和脂肪酸からトランス型の不飽和脂肪酸を生成できる。そのため、牛や羊の肉や乳製品には、トランス脂肪酸が2〜5％含まれている。このトランス脂肪酸は主としてバクセン酸（trans-11, C18：1）である。生体内に取り込まれたバクセン酸の一部は、生体内で共役リノール酸に変換することが報告されている。

5 共役リノール酸：リノール酸の異性体のうち、炭素と炭素の間の二重結合が2個共役した構造（−C＝C−C＝C−）をもつものの総称である。食品に含まれる主な共役リノール酸は、cis9, trans11共役リノール酸である。反芻動物の胃内において微生物により生成されるため乳製品や牛肉などに含まれる。抗腫瘍・抗動脈硬化・抗アレルギー・抗糖尿病作用などが報告されている。Conjugated Linoleic Acidの略でCLAと表記されることが多い。

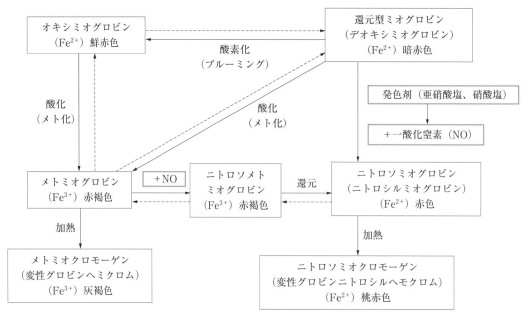

図3-7　食肉の色の変化

色のオキシミオグロビンに変化する。この現象をブルーミングという。さらに長時間空気にさらされると、ヘム鉄が酸化されて二価鉄から三価鉄となり、赤褐色のメトミオグロビンに変化する。この現象をメト化という。また、食肉を加熱するとミオグロビンが加熱変性すると同時にヘム鉄が酸化されて三価鉄となり、灰褐色のメトミオクロモーゲン（変性グロビンヘミクロム）となる。

　ハムやソーセージの製造において、発色剤として亜硝酸塩や硝酸塩、発色助剤としてアスコルビン酸塩が使用されている。硝酸塩は硝酸還元菌によって亜硝酸塩に還元される。亜硝酸塩は肉中の乳酸と反応して亜硝酸に変化した後、一酸化窒素に分解される。還元型ミオグロビンがこの一酸化窒素と結合すると、赤色のニトロソミオグロビン（ニトロシルミオグロビン）となり、ヘム鉄は二価鉄のまま安定化する。さらにこれを加熱すると、桃赤色のニトロソミオクロモーゲン（変性グロビンニトロシルヘモクロム）となる。ヘム鉄は酸化されずに二価のままである。一般には、亜硝酸塩が最初に酸化剤として働くため、亜硝酸塩を原料肉に添加すると、直ちにメトミオグロビンを生成する。その後、亜硝酸塩由来の一酸化窒素と結合したニトロソメトミオグロビンを経てニトロソミオグロビンに還元される。大型のハムのように肉内部が嫌気的で還元状態の場合には、還元型ミオグロビンが一酸化窒素と反応して、ニトロソミオグロビンとなる場合もある。食肉の色の変化を図3-7に示す。

6）食肉加工品

　食肉加工品には、ソーセージ類、ハム類、プレスハム類、ベーコン類などがある。一般に、食肉を塩漬、充填、乾燥、燻煙、加熱、冷却、包装などの工程を経て製造される。塩漬とは、原料肉を食塩、発色剤（亜硝酸塩など）、結着剤（リン酸塩）、調味料、香辛料等からなる塩漬剤に漬け込むことで、保水性や結着性の向上、微生物増殖抑制による保存性の向上、肉色の固定（発色）、風味の向上を目的としている。

　食肉の結着性には、筋原線維タンパク質のミオシンが重要な役割を担っているが、塩漬した肉をひき肉にしたのち、練り合わせると、塩溶性のミオシンが溶け出し、結着力と保水性の高い粘性の

ある練り肉になる。加熱によってミオシンがゲルネットワークを形成してネットワーク内に水分、脂肪等を包み込み、ハムなどの肉塊同士の接着やソーセージなどの練り製品に弾力のある特有の物性を作り出す。発色剤として用いられる亜硝酸塩には、ボツリヌス菌生育抑制作用があるが、一方で酸性条件下アミン類と反応して発がん性のある N-ニトロソアミン類を生成するため、食肉製品中の**亜硝酸根**[6] の最大残存量は 0.07 g/kg (70 ppm) 以下に制限されている。リン酸塩には、ピロリン酸四カリウムやポリリン酸ナトリウムなどの重合リン酸塩が利用され、ミオシンの溶出性を高めることにより、保水性、結着性を増大させる。

　塩漬方法には、乾塩法、湿塩法、注入法がある。乾塩法はひき肉や肉塊に直接塩漬剤をすり込み、肉の水分によって溶解浸透させる方法である。湿塩法は塩漬剤を溶解した液（ピックル液）にハムなどの原料肉を浸漬する方法である。注入法は専用の多孔注射器で原料肉内部にピックル液を注入する方法である。

　加熱方法には、湯槽に浸漬する湯煮と蒸気で加熱する蒸煮法があるが、微生物を死滅させるためにいずれの方法でも、中心部の温度を 63 ℃で 30 分間保つか、それと同等の効力を有する方法で行う必要がある。食品表示法では、加熱の有無などによって、乾燥食肉製品、非加熱食肉製品、特定加熱食肉製品（中心部の温度を 63 ℃で 30 分間加熱する方法またはこれと同等以上の効力を有する方法以外の方法による加熱殺菌を行った食肉製品）、加熱食肉製品の 4 区分に分類される。さらに、加熱食肉製品は、包装後加熱するものと、加熱後包装するものに分けられる。

（1）　ソーセージ類　　家畜、家禽、家兎の肉を塩漬し（または塩漬しないで）、ひき肉にしたものに調味料・香辛料を混ぜて調味し、練り合わせたものを動物の腸管（天然ケーシング）や人工ケーシング[7] に充填した後、燻煙、加熱、乾燥等をしたものである。使用する原料畜肉類または原料臓器類を塩漬していないソーセージは、無塩漬ソーセージとなる。水分が多いドメスティックソーセージ（50〜60 %）と水分が少ないドライソーセージ（35 % 以下）に大別される。ドメスティックソーセージには、フレッシュソーセージ（生ソーセージ）とスモークドソーセージ、クックドソーセージがあり、スモークドソーセージは腸管の種類またはケーシングの太さにより、ウインナーソーセージ（羊腸を使用したもの、または太さ 20 mm 未満のもの）、フランクフルトソーセージ（豚腸を使用したもの、または太さ 20 mm 以上 36 mm 未満のもの）、ボロニアソーセージ（牛腸を使用したもの、または太さ 36 mm 以上のもの）と分けられる。クックドソーセージは、食肉のほかに血液や肝臓などを加えて作られ、腐敗しやすいので、原料をあらかじめ殺菌し、またやわらかくするためにも必ず加熱する。そのうちレバーソーセージは、原料臓器類として家畜、家禽または家兎の肝臓のみを使用したものであって、その原材料および添加物に占める重量の割合が 50 % 未満のものをいう。ドライソーセージは、加熱しないで水分含量 35 % 以下まで乾燥させたもので、長期保存が可能であり、例としてサラミソーセージが有名である。JAS 規格では水分が 35 % 以上、55 % 以下のものはセミドライソーセージとしている。さらに 120 ℃で 4 分間加圧加熱する方法またはこれと同等以上の効力を有する方法により殺菌した加圧加熱ソーセージ（無塩漬ソーセージを除く）やグリンピース、ピーマン、ニンジン等の野菜、

6　亜硝酸根：製品中に残留している亜硝酸の量。亜硝酸塩は食肉中で消費されて減少することから、添加物の使用基準として、「使用量」ではなく「残存量」で制限されている。

7　人工ケーシング：不可食性の塩化ビニリデンやセルロースを原料にしたものや牛皮や豚皮からコラーゲンを再構築して作った可食性のコラーゲンケーシングがある。

米、麦等の穀粒、ベーコン、ハム等の肉製品、チーズ等の種ものを加えて作られ、原料畜肉類の原材料に占める割合が 50 ％以上のリオナソーセージが規定されている。

(2) **ハム類**　本来、豚のもも肉を原料としたもので、整形、塩漬、燻煙、湯煮または蒸煮などの加熱の工程を経て得られる。ラックスハム（生ハム）は整形、塩漬し、ケーシング等で包装した後、低温で燻煙し（または燻煙しないで）、乾燥したもので、加熱を行わない。現在はもも肉を用いた骨つきハム、ボンレスハムのほか、ロース肉を用いたロースハム、肩肉を用いたショルダーハム、ばら肉を用いたベリーハムも利用されている。

(3) **プレスハム類**　プレスハムは、畜肉または家禽肉を切断した肉塊を塩漬し、つなぎ（家畜肉、家兎肉もしくは家禽肉をひき肉にしたものまたはこれらにでんぷん、小麦粉と、コーンミール、植物性タンパク、卵タンパク、乳タンパク、血液タンパク等を加えたものを練り合わせたもの）を加え、調味料および香辛料で調味し、ケーシングに充塡した後、燻煙し（または燻煙しないで）、湯煮または蒸煮したものである。圧力をかけることにより塊にしたハムで、寄せハムとも呼ばれ、日本オリジナルの製品である。10 g 以上の畜肉もしくは家禽肉の小片を固めて製造され、肉以外のつなぎの割合は 5 ％以下のものをプレスハムといい、10 g より小さい肉塊や JAS 規格に規定のない原材料を使った場合は、チョップドハムとして扱われる。

(4) **ベーコン類**　本来、豚のばら肉（わき腹肉）を整形、塩漬し、燻煙したもので、ハムとは異なり、湯煮や蒸煮などの加熱は行わない。現在は豚肉の使用部位により、ベーコン、ロースベーコン、ショルダーベーコンなどが市販されている。また、豚の半丸枝肉（豚の屠体を剝皮または脱毛し、内臓を摘出し、ならびに頭部、尾部および肢端を除去し、これを脊椎に沿って二分したもの）を塩漬け、燻煙したものをサイドベーコン、豚の胴肉（半丸枝肉から肩およびももの部分を除いたものまたはこれを除骨したもの）を塩漬、燻煙したものをミドルベーコンと呼ぶ。

(5) **コーンドミート缶詰、瓶詰**　畜産物の缶詰・瓶詰のうち、食肉を塩漬し、煮熟した後、ほぐし（またはほぐさないで）、食用油脂、調味料、香辛料等を加え（加えないものもある）、缶や瓶に詰めたものをいう。そのうち、原料の食肉として、牛肉のみを使用したものをコンビーフ、牛肉のほかに安価な馬肉を混合して利用したものをニューコンミートという。JAS 規格では、コーンドミートは牛肉の重量が牛肉および馬肉の合計重量の 20 ％以上とされている。

(6) **加工肉**　インジェクターといわれる機械で、牛脂などに添加物を混合したものを牛肉などに注入し、人工的に霜降り状態にしたものである。加工により細菌が内部まで入り込む可能性があるため、十分に加熱する必要がある。

コラム 2　熟成ベーコン類、熟成ハム類、熟成ソーセージ類

　原料肉を一定期間塩漬することにより、原料肉中の色素を固定し、特有の風味を十分醸成させることを「熟成」という。JAS 規格では、熟成ベーコン類は 5 日間以上、熟成ハム類は 7 日間以上、熟成ソーセージ類は 3 日間以上、0 ℃以上 10 ℃以下の温度で塩漬することと規格化されている。これらは、特別な生産や製造方法についての JAS 規格を満たす食品、同種の標準的な製品に比べ品質等に特色があることを内容とした JAS 規格を満たす食品として、「特色 JAS マーク」を貼付することができる。これらは以前は「特定 JAS マーク」が貼付可能であったが、2018 年 12 月に「特定 JAS マーク」「生産情報公表 JAS マーク」「定温管理流通 JAS マーク」の 3 つのマークが統合され、「特色 JAS マーク」に規格の内容を表示することになった。統合前の 3 種類のマークに該当する製品については、2022 年 3 月 31 日までの間に順次新たなマークに移行する。

❷ 魚介類　水産加工食品

1）魚介類の種類・分類

　水産生物は魚類（脊椎動物）と介類（無脊椎動物）に分類される。魚類はヤツメウナギのような無顎類と顎口類に分けられ、顎口類は、ギンザメ、ネズミザメのような軟骨魚類と一般的な魚類である硬骨魚類に分類される。魚類を生息域別に分類することも一般的である。現生の魚類として2万8000種類が知られるが、1万5800種は海水魚である。その他は淡水魚であるが、海水魚のうち、淡水への耐性をもつようになったものが、河口など海水と淡水が混じり合う水域で生息するものを汽水魚といい、ボラ、マハゼ、スズキなどが知られる。また一生のうち大部分を海洋で生息し、繁殖時に河川や湖沼ですごすベニザケ、サクラマスの中で淡水で一生生息する陸封型の場合は、ヒメマス、ヤマメと呼ばれる。

　水産業界では、ライフステージにおいて名称を一般的な呼称に変化させる場合がある。モジャコは、成長度合いに応じてワカシ、イナダ、ワラサ、ブリと名称を変化させる。介類とは水産生物のうち無脊椎動物のことをいう。軟体動物には巻貝、二枚貝、イカ、タコが含まれ、節足動物には、エビやカニなどの甲殻類、棘皮動物にはウニやナマコ、原索動物にはホヤ、刺胞動物はクラゲがあげられる（表3-2）。

2）魚肉の組織

　(1)　魚類の筋肉の構造　　脊椎動物の筋肉は横紋筋と平滑筋に分けられる。横紋筋は、骨格筋と心筋に分けられ、魚類では骨格筋はさらに普通筋と血合筋に分けられる。普通筋は、筋線維が集まったものである。筋線維は筋線維鞘という筋形質膜に覆われた直径10〜100 μm の束状である。筋形質膜の中にはアクチンとミオシンからなる筋原繊維が長軸方向に走っていて、収縮の速度が速い速筋線維と収縮速度が遅い遅筋繊維があり、血合筋は、遅速繊維で占められる。普通筋は、筋線維が綱のように集まった形状をしており筋節が結合組織である筋隔によってつながれている。普通筋は加熱されると筋隔がゼラチン質に軟化するために、筋節が離れてほぐれる。

　血合筋には、魚類の側線の下の表層血合筋と脊髄付近の真正血合筋があり、色素タンパク質ミオグロビンにより赤黒い色調を呈している。

　沿岸性回遊魚は、主に表層血合筋が発達しており、外洋性回遊魚は真性血合筋も発達している

表3-2　食用にされる水産無脊椎動物

門	綱	種類（例）
軟体動物	腹足	アワビ、サザエ、タニシ
	二枚貝	アカガイ、アサリ、イガイ、カキ、シジミ、バカガイ、ハマグリ、ホタテガイ、ホッキガイ、ミルガイ
	頭足	コウイカ、スルメイカ、ホタルイカ、ヤリイカ、イイダコ、マダコ
節足動物	甲殻	アマエビ、イセエビ、クルマエビ、サクラエビ、毛ガニ、ズワイガニ、タラバガニ
棘皮動物	ウニ	ムラサキウニ、バフンウニ
	ナマコ	ナマコ
原索動物		ホヤ
刺胞動物		クラゲ

出典）下橋淳子編著『新版 食べ物と健康［食品学各論］』八千代出版、2012 年、p.78

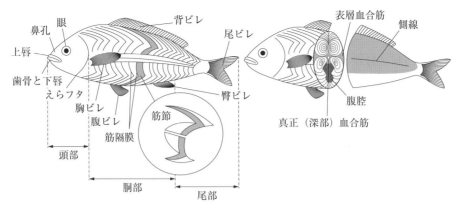

図3-8　魚の部位名と体側筋の構造

出典）下橋淳子編著『新版 食べ物と健康［食品学各論］』八千代出版、2012 年、p.79

（図3-8）。血合筋には、ミオグロビン、脂質、ビタミン、酵素、シトクロムが含まれ、魚類の継続的な運動と平衡維持の機能性をもっている。白身魚には表層血合筋がわずかにある程度で、赤身魚は表層血合肉と真正血合肉も多く発達しているため赤黒い色を呈している。サケ・マスの普通肉は赤味がかっているが本来は白身魚である。餌となる甲殻類に含まれるカロテノイド類のアスタキサンチンの影響で魚卵であるイクラも赤味がかっている。

（2）　**無脊椎動物の筋肉組織**　　貝類、線形動物、環形動物、軟体動物は斜紋筋が発達している。

3）魚介類の成分

（1）　**水分**　　魚介類の水分含量は65〜85 %と畜肉よりも高く、水分活性も0.98〜0.99と非常に高い。

（2）　**タンパク質**　　魚類の一般組成は、タンパク質が15〜20 %であり畜肉と同程度である。魚類のタンパク質は主に3種類あり、水溶性の筋形質タンパク質が20〜35 %の割合で主に魚肉の色素タンパク質であるミオグロビン、ヘモグロビン、ミオゲン、解糖系酵素によって構成される。

塩溶性の筋原繊維タンパク質は、60〜70 %の割合でミオシン、アクチン、トロポミオシンによって構成されている。

水に難溶性の肉基質タンパク質は2〜5 %の割合で、結合組織の成分として肉の硬さの要因となるコラーゲン、エラスチンから構成されている。肉基質タンパク質が、畜肉に比べて少ないことが、魚肉の生食を可能にする要因でもある。

魚類のアミノ酸スコアは100であるが、介類には100ではないものもある。

（3）　**脂質**　　魚類におけるいわゆる旬の時期とは、産卵期の前のことであるが、この時期には脂質の含量は増加し、逆に水分含量は減少する。脂質含量は、魚類の腹部の方が背部よりも多い。赤身魚の方が白身魚よりも、養殖魚の方が天然魚よりも一般的に脂質含量は多い。

脂質のうち蓄積脂質はトリアシルグリセロールであり、全脂質量の80〜90 %を占める。組織脂質はリン脂質やコレステロールである。コレステロールは頭足類や甲殻類に多く、卵巣部位に多い。

マグロ漁業で混獲されるアブラソコムツやバラムツには脂質が20 %含まれるがその90 %はワックスエステルであり、ヒトでは消化できず腹痛や下痢の原因となることから食品衛生法において販売が禁止されており市場には流通していない。

脂肪酸組成は、飽和脂肪酸が18〜41 %、一価不飽和脂肪酸が28〜60 %、多価不飽和脂肪酸が13

表 3-3　魚介類の一般成分

(100 g あたり)

種　類	水分 (g)	タンパク質 (g)	脂質 (g)	炭水化物 (g)	カルシウム (mg)
〈魚類〉マアジ　皮つき、生	75.1	19.7	4.5	0.1	66
マイワシ　生	68.9	19.2	9.2	0.2	74
マサバ　生	62.1	20.6	16.8	0.3	6
マダラ　生	80.9	17.6	0.2	0.1	32
ヒラメ　天然　生	76.8	20.0	2.0	Tr	22
ブリ　成魚　生	59.6	21.4	17.6	0.3	5
クロマグロ　天然　赤身　生	70.4	26.4	1.4	0.1	5
クロマグロ　天然　脂身　生	51.4	20.1	27.5	0.1	7
〈貝類〉ハマグリ　生	88.8	6.1	0.6	1.8	130
〈エビ・カニ類〉シバエビ　生	79.3	18.7	0.4	0.1	56
ズワイガニ　生	84.0	13.9	0.4	0.1	90
〈イカ・タコ類〉ヤリイカ　生	79.7	17.6	1.0	0.4	10
マダコ　生	81.1	16.4	0.7	0.1	16
〈その他〉ナマコ　生	92.2	4.6	0.3	0.5	72
ホヤ　生	88.8	5.0	0.8	0.8	32

資料）文部科学省『日本食品標準成分表 2020 年版（八訂）』より抜粋作成

出典）長尾慶子編著『調理を学ぶ（第 3 版）』八千代出版、2021 年、p.75

～40 ％である。特にエイコサペンタエン酸（EPA）やドコサヘキサエン酸（DHA）などの n-3 系多価不飽和脂肪酸が多い。

⑷　**ビタミン**　血合筋の方が普通筋よりも多く含まれ、ビタミン A、ビタミン D、ビタミン B_{12}、ナイアシンである。

⑸　**無機質**　赤身の色素タンパク質であるミオグロビンのヘムに鉄が結合しており、赤身には鉄分が含まれている。骨ごと食べることを前提とする小魚の場合、カルシウムが 100 mg/100 g 以上含まれている。「海のミルク」とも呼ばれるカキには鉄、亜鉛、ビタミン B_{12} が多く含まれる。ただしビタミン B_{12} は水溶性であるので生食の方が栄養価は高い。

⑹　**炭水化物**　炭水化物は少なく主にグリコーゲンが 0.1～1.0 ％程度である。マガキは旬を迎える冬季は 10 ％ほどのグリコーゲンを含み、マボヤは、夏にグリコーゲン含量が多い。

4）死後硬直

　魚類の死後、筋肉を収縮させるエネルギー源であるアデノシン三リン酸（ATP[8]）が分解されアデノシン二リン酸（ADP）とリン酸が生成し、アデノシン一リン酸（AMP）が生成される。酵素による酵素反応が進み、生化学的・物理的変化が起こる。死後、数十分から数時間の間に筋肉が収縮して硬化する。これを死後硬直という。

　アデノシン一リン酸はイノシン酸（IMP）、イノシン（HxR）、ヒポキサンチン（Hx）と不可逆的に変化する。核酸の一種であるイノシン酸はうま味成分であり、イノシン酸の生成により魚肉にうま味が増すことになり魚肉は軟化する。これを熟成といい、特に冷蔵するマグロは、死後硬直後 2 週

---

8 ATP：生物の細胞内にある生命活動のエネルギーの貯蔵や利用のための媒介物質。細胞内で ATP が ADP と Pi（無機リン酸）に加水分解される時にエネルギーが放出される。ADP＋リン酸 ⇒ AMP＋2 リン酸に分解される。

間かけて熟成させている。しかし、イノシン、ヒポキサンチンの生成に伴い、遊離アミノ酸などに含まれるアミノ基の脱アミノ反応によって、アンモニア、ジメチルアミン、トリメチルアミンなど不快なにおいが発生する。この段階を腐敗という。

淡水魚においては、生鮮魚の方が生臭いのは、アミン類のピペリジンの影響であり、カビ臭はゲオスミンによるものである。

5）鮮度判定

鮮度指標として官能評価、生物的指標、化学的指標がある。市場などの現場では官能評価が一般的である。眼の白濁、酵素分解による腹部の弾力の低下、血液のヘモグロビンの酸化の進捗によるえらの変色などをいわゆる目利きによって判断される。生物的指標は、生菌数で表されるが、サンプルの選択、培養などに日数を要し、輸出時の検疫やサンプリングテストで利用されるくらいである。化学的指標にはK値が用いられることが多い。K値とはATPの分解経路において、腐敗の目安となるイノシン、ヒポキサンチンの割合を百分率で表すものである。魚肉に含まれるイノシンとヒポキサンチンの成分量を測定した合計を分子に置くことで、貯蔵時間が長い方が、ATPの分解経路が進む方がK値が大きくなるということになる。K値20％以下が生食可能、60％を越えると腐敗が進捗しており食用には不適当とされる。電気泳動を利用し紫外線を照射し、可視化することでK値に関連するスポットの面積を測定し、K値を計算する測定器も実用化されている。ただし、無脊椎動物に関してはATPの分解経路が異なりアデノシンデアミナーゼの活性が高いためにK値が急激に上昇し判定が不可能となる。

6）魚介類の貯蔵・鮮度

海藻類を含む魚介類の海面養殖業の生産は漁業生産量417万トン（2020年）の23％であり、天然資源による漁獲漁業が主力であるが、漁期、漁獲量が一定でなく、生産計画は立てられないのが現状である。魚類の鮮度劣化の早さから魚介類の長期間貯蔵は、食品加工における長年のテーマである。

魚介類の貯蔵・保存方法として、伝統的に低温での貯蔵、水分活性の抑制、殺菌による保存、pHの制御による保存があげられる。低温下で魚介類を貯蔵することが微生物の増殖を抑える効果があることは古くから知られていた。また、魚介類の水分量を調整することで保存性が増すことも経験的に知られていた。食品中の水分は炭水化物、塩類、タンパク質などと結合している結合水と、自由に運動する自由水に分かれる。食品中の微生物が利用できるのは自由水のみであり、水分含量中、自由水の割合を抑えれば微生物の増殖を抑制することが可能になる。食品中の水分含量のうち自由水の割合を0.0〜1.0で表したものを水分活性Awという。水分活性が0.85以下であれば細菌、酵母による食品の腐敗は起こりにくい。水分活性を下げるために魚介類を乾燥させる方法が一般的である。また、食塩やショ糖で魚介類を漬けることで自由水の割合、すなわち水分活性を低下させることもできる。食品の水分含量が40％もありながら、塩蔵することによって水分活性が0.65〜0.85の範囲のものを中間水分食品といい、塩辛、つくだ煮、干物がこれにあたる。加熱などにより微生物を死滅させる殺菌も保存方法の1つである。さらにpHを酸性に低下させるかアルカリ性に上昇させることで微生物の増殖を起こりにくくさせる加工方法も実践されてきた。

⑴ **冷凍**　冷凍品は生鮮魚介類、加工品、調理済みの食品に分けられる。生鮮魚介類は水分含量が多く、家庭用の冷凍庫で凍結させると細胞内の水分がゆっくりと1割ほど大きく成長し、細胞膜、筋組織を圧迫、破壊しながら凍結されることになり、魚肉の解凍時、うま味成分を含むドリップが

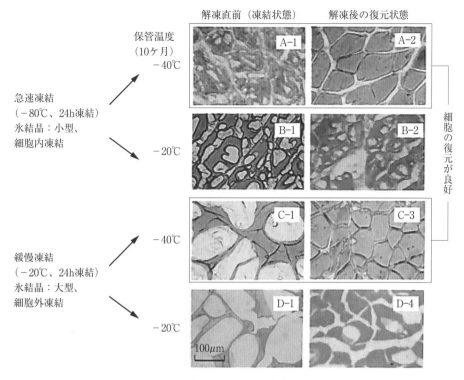

図 3-9　水産物の冷凍保管条件と品質

出典）日本水産学会監修『水産物の先進的な冷凍流通技術と品質制御―高品質水産物のグローバル流通を可能に』恒星社厚生閣、2017 年

魚肉の外へ溶出される。またドリップには雑菌が繁殖しやすく魚肉の悪臭のもとになってしまう。

　細胞内液・外液が成長しながら大きな氷結晶となったものを最大氷結晶と呼び、氷結晶が生成する時の温度帯を最大氷結晶生成帯といい、－1～－5℃の間を 30 分間以上の時間をかけて緩慢に凍結した時に現れやすい。生鮮の魚介類を凍結する場合は最大氷結晶生成帯を 30 分間以内で通過することで、氷結晶が成長することを最小限に抑えドリップの発生を極力抑制することができる。これを急速凍結といい、業務用途では通常、急速凍結が用いられる。図 3-9 では急速凍結したマグロの細胞組織（A と B）と緩慢凍結の細胞組織（C と D）が比較できる。急速凍結した細胞組織では最大氷結晶の生成が抑制され、図 3-10 の通り、急速凍結の方が緩慢凍結に比べてドリップの生成量も抑えられている。図 3-11 では、急速凍結であっても緩慢解凍の場合は、生鮮度を生化学的に数値化した K 値が増加し、鮮度低下することも指摘されている。

（2）　急速凍結　　あらかじめ、冷却された熱伝導率のよい冷媒と接触させることで急速凍結させる。

（a）　エアブラスト（強制送風）凍結法　　風通しをよくした庫内に魚介類を並べ、－30～－40℃の冷風を強制的に送風し急速凍結させる。

（b）　コンタクト（接触式）凍結法　　－20～－40℃に冷却された金属板の間に魚介類を直接接触させることで凍結する。

（c）　ブライン（浸漬）凍結法　　零下でも凍結しない液体の塩水、塩化カルシウム溶液、アルコール、エチレングリコールに魚介類を浸漬させて凍結する。液体は熱伝導がよく魚介類の表面に密着

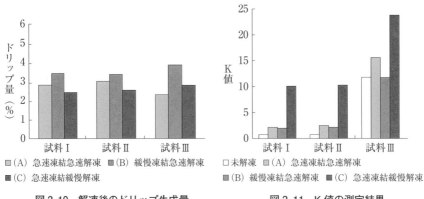

図3-10　解凍後のドリップ生成量　　　図3-11　K値の測定結果

出典）中添純一・山中英明編『水産物の品質・鮮度とその高度保持技術』恒星社厚生閣、2004年

するために効率よく熱を奪い急速凍結が可能である。漁船内では、海水を利用し液体のまま魚類を
－20℃で急速凍結させることができる。アルコールを利用すると－40℃で急速凍結することが可
能になる。

　（d）　液化ガス凍結法　　　－196℃の液体窒素や－79℃の液体二酸化炭素を吹きつけて急速凍結する。

7）水産食品の加工

　（1）　乾燥品　　　魚介類は水分含量が約80％と高く、自由水も多いため微生物が増殖しやすい環
境にあり腐敗しやすい。乾燥品（干物）は魚介類の水分含量のうち自由水を蒸発させ水分含量を
40％未満に乾燥することで、微生物の増殖を抑制することを経験則として世界各地で伝統的に発達
してきた。保存性を高めるだけではなく乾燥させることで100ｇあたりの栄養価を凝縮させている。
一方で空気中で乾燥させることにより脂質の多いイワシ、サバなどは脂質が自動酸化したり、タン
パク質が変性したり、エビの赤色は紫外線の影響を受けることもある。日本でも縄文時代の貝塚に
魚介類を干した痕跡が見つかっている。一般的に植物性の食材を乾燥させたものを「乾物」、魚介
類を乾燥させたものを「干物」と呼び分けている。もともと太陽熱、風、冷気などを利用した自然
乾燥法（天日乾燥法）が主流であったが、天候に左右され、干し場の確保の問題もあり、最近では温
度や風力の調整が容易な人工乾燥法（50〜60℃）が主流となっている。

　（a）　素干し（素乾品）　　　生鮮魚介類を水洗いし、食塩の添加や加熱をすることなく身を薄く切っ
たうえで乾燥させる簡便な方法。含有酵素による品質劣化が生じやすく、脂質酸化による油焼けを
生ずる可能性がある。例：スルメ、身欠きニシン、田作り、フカヒレ、干しカレイ、干しカズノコ、
棒ダラ。

　（b）　塩干し（塩乾品）　　　魚介類を生鮮のまま、または内臓を除去した後、塩漬し、乾燥させたも
の。保存性の向上を目的とする場合には、塩を直接、魚介類に振りかけて乾燥させる撒塩法（振塩漬
け法）が使われ、味つけの目的の場合には、魚介類を食塩水に漬けてから液汁を取り除いて乾燥さ
せる立塩法（立塩漬け法）、または、タンク内で振塩漬けを行って魚肉からの水分で塩漬けさせる改
良立塩漬け法がある。塩漬けする食塩濃度は通常10〜15％ほどだが、濃度調整や塩漬け時間は魚介
類の種類や季節によって調整されている。近年は、風味や塩分濃度、食感を向上させるために、食
塩量を抑えた甘塩や、乾燥度合いも最小限に抑制したものが好まれる傾向がある。この場合保存性
は低下し、冷蔵や冷凍保存が必要になるものがある。例：目刺、カラスミ、丸干し、開き干し、ク

サヤの干物、開きダラ、中国のシエンユー、ポルトガルのバカリャウ。

（c）**焼干し**（焼乾品）　魚介類を生鮮のまま、または内臓を除去した後、炉中でガスや電熱で焙焼したうえで乾燥させたもの。直火で表面を加熱することで付着している生菌は死滅しており含有酵素が失活しているので長期保存が可能である。さらに表面の焦げが風味や香りを閉じ込め、嗜好性が向上する。例：焼きワカサギ、浜焼きダイ、アユの焼き干し、焼きカレイ、焼きイワシ。

（d）**煮干し**（煮乾品）　魚介類を生鮮のまま、2〜10％の食塩水で煮熟して乾燥させる。

　加熱により含有酵素が失活し、付着している微生物も死滅するので自己消化による品質劣化は少ない。脂質が多く酸化しやすいイワシの魚肉のタンパク質凝固により水分や皮下脂肪分を減少させるので、生臭さが取り除かれる。乾燥しやすく、脂質酸化による油焼けが生じにくい。煮熟中にうま味成分が流出する可能性がある。例：煮干しイワシ、シラス干し、煮干しイカナゴ、干しアワビ、煮干し貝柱、干しエビ、干しナマコ、ヒジキ。

（e）**燻製**　魚類を調理、塩漬、塩抜き、水切り、乾燥した後にサクラ、リンゴ、ブナ、ミズナラ、カシワ、オニグルミなどで燻煙して乾燥すること。燻煙に含まれるアルデヒド類やフェノール類による防腐効果や抗酸化効果があり保蔵性が増す。冷燻法と温燻法があり、冷燻法は魚類のタンパク質が加熱凝固しない低温度（20〜30℃）で1日〜3週間かけて燻製する。塩分量が8〜10％と多く、水分含量が35〜40％と少なく貯蔵性に優れている。一方、温燻法は高温度（30〜50℃）で2〜12時間の短時間で燻製する方法で、塩分量が2.5〜3％と低く水分量が45〜60％と高いため、保蔵性は劣るがタンパク質が加熱凝固しないため食感は優れている。

（f）**節類**（焙乾品）　魚介類を下処理し、煮熟し、薪を燃やした炉で本乾きの状態まで焙乾させたものを節類という。カツオ、ソウダガツオで製造した節類をカツオ節といい、マグロ、サバ、ムロアジ、イワシのものを雑節という。カツオ節は、焙乾後、形を整え乾燥させ、カビつけ（*Aspergillus* 属、*Penicillium* 属）・日乾を4、5回繰り返すことで水分は除去され、カビの繁殖により他の微生物は増殖しない。カビの含有酵素により、タンパク質、ATP、脂質が分解され、アミノ酸、5′-イノシン酸がうま味成分を生成する。乾燥され水分含量が13〜15％となる本枯節は常温で保存が可能である。

（g）**凍乾品**　伝統的には屋外の寒気で魚卵や、ところてんの組織内部の水分を凍結し融解させ、天日乾燥することで独特の食感を作り出してきた。近年では、緩慢凍結によって組織内部の水分を氷結晶化し、機械乾燥によって氷結晶を昇華させる手法が取られる。例：明太、カンテン。

（2）塩蔵品　魚介類に食塩を加えたものを塩蔵品という。塩蔵によって魚肉中の水分が溶出・脱水され、魚肉中の塩分濃度が上昇し、水分活性が低下し、細菌の繁殖や酵素作用を抑制し保存性を高める。約10％の塩分濃度で微生物は増殖がある程度抑制される。塩分が低濃度の場合は低温で保蔵する方がよい。

　塩蔵法には、魚介類に直接塩を振りかける撒塩法と食塩

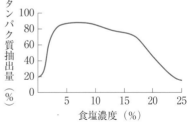

注）食塩濃度が2％を超えると、アクチン、ミオシンが溶け出し、アクトミオシンを形成して液の粘度が高くなる。15％を超えるとタンパク質が塩析を起こし不溶化する

図3-12　魚肉タンパク質の抽出性と食塩濃度

出典）長尾慶子編著『調理を学ぶ（第3版）』八千代出版、2021年、資料。下田吉人・松元文子・元山正・福場博保編『新調理科学講座4　魚の調理』朝倉書店、1994年、p.22に加筆

溶液に魚介類を浸漬する立塩法がある。撒塩法は使用する食塩の量が少なくても短時間で脱水させることが可能であるが、均一に魚肉へ振りかけることが難しく、食塩浸透を均一にすることが容易ではなく、魚肉が空気中にさらされるため、脂質が酸化されやすくなる。一方、立塩法では、食塩水に浸漬するため、食塩浸透は均一であるが、魚肉の脱水により塩分濃度の調整が難しい。

　(a)　**塩蔵魚類**　　魚類の内臓を取り出し洗浄してから粗塩をまぶすことで、分解酵素を含む内臓や微生物が付着したえらが除去された塩漬けとなる。魚体重量の約 20～30 ％の塩分濃度が一般的だが、近年、健康への配慮から低濃度塩分（甘塩）のものも見られるようになってきた。

　サケ、マスの塩引 (塩サケ) では用塩量 36～40 ％、新巻は甘塩 20 ％の用塩量である。主に大型の白ザケの内臓を取り除き体表、腹腔内に撒塩法ですり込み重石を置き、1 週間後に塩抜きして乾燥・熟成させる。新巻は保存性はやや劣るが味に優れている。

　(b)　**塩蔵魚卵**　　ニシンの卵巣を立塩法で漬け込んだものをカズノコという。サケ・マスの卵巣を飽和食塩水に漬け込んだものをスジコという。サケ・マスの成熟卵を 1 粒ずつ分離して立塩法で塩漬けにしたものをイクラという。スケトウダラの卵巣を食塩、着色料で漬け込んだものをタラコといい、トウガラシを加えたものを明太子と呼ぶ。ボラの卵巣を食塩で漬け、水分含量 20～25 ％に乾燥したものをカラスミという。チョウザメの卵を塩蔵したものをキャビアという。

　(c)　**塩辛**　　魚介類の魚肉、内臓、卵巣、精巣を塩漬し、細菌の繁殖を抑制しながら、内臓の自己分解酵素によってタンパク質を消化させて生成される遊離アミノ酸やペプチドによるうま味の付与と、細菌の酵素によって発酵させ風味を高めた食品である。

　(3)　すり身　　魚類の頭部、内臓、骨を除去し魚肉を水に晒し、脱水したものをすりつぶして練り、つなぎと混ぜ合わせだんご状に成型後、加熱することでタンパク質が熱変性し、もろい凝集物状のつみれができる。つみれ状の食品は、日本では室町時代より、アジア各地にも存在する。

　魚肉の筋肉タンパク質のうち筋原繊維タンパク質は、白身魚には 70 ％ほど含まれ、筋収縮や肉の硬直に関与している。構成タンパク質のアクチンとミオシンは塩溶性である。アクチンとミオシンを豊富に含む白身魚の魚肉に食塩を混ぜて練ることを擂潰_{らいかい}という。この時、塩溶性のタンパク質である繊維状のアクチンとミオシンが溶け出し、複雑に絡み合い複合体、アクトミオシンが形成される。練り続けると粘性が強くなってくる状態のことを足_{あし}という。この魚肉を室温から 40 ℃程度で数時間保存するとアクトミオシンが均質に分散し網目構造となり弾力性をもつことを坐り_{すわ}と呼ぶ。この食品のことをすり身と呼ぶ。1959 年北海道立水産試験場で冷凍すり身の技術が開発され、加工特性と保存性、利便性が合わさったすり身の需要が世界的に拡大し、今や SURIMI は英語辞書に掲載されている。

　すり身を 75～90 ℃で加熱するとアクトミオシンの網目構造がタンパク質の加熱変性によって固定化する。しかし、100 ℃以上の高温で加熱するとアクトミオシンの網目構造中の水分や空気が急激に膨張し、網目構造を崩壊して弾力性がなくなる。すり身の製造には、筋原繊維タンパク質、アクチンとミオシンを豊富に含み、色合いが好まれる白身魚が使用される。一般的には、スケトウダラ、グチ、エソ、ムツ、ハモ、タチウオ、イトヨリ、トラギス、タイ、ヒラメ、サメが使われる。

　(a)　**カマボコ**　　板カマボコはすり身を板につけ半円状に成形し 1 時間蒸煮する。

　(b)　**チクワ**　　すり身に、でんぷん、食塩、みりん、砂糖を加え、回転する金串に巻きつけ、あぶり焼く。

　(c)　ナルトマキ　　すり身に卵黄、だし、砂糖を加え、延ばし簀巻きとする。

　(d)　ハンペン　　すり身に 5〜15 ％のすりおろしたヤマノイモを加え、塩ずりしながら気泡を巻き込み木型に入れ 85 ℃で湯煮する。

　(e)　サツマアゲ　　すり身に、ニンジン、ゴボウ、紅ショウガ、ネギ、エビ、イカの細切りを加え油で揚げる。

　(f)　カニ風味カマボコ　　すり身に、カニ風味調味料を加え、カマボコに加工し、繊維状に切断した後、つなぎで成形し、繊維状に裂けるように加工する。

　(4)　調味加工品　　魚介類をショ糖、食酢、食塩、しょうゆなどの調味料に漬けることで水分活性を抑え、pH を調整することで保存性を高める加工方法。ショ糖やしょうゆを加え煮熟するつくだ煮や食酢や他の調味料に漬け込むことで pH を低下させ酸変性を起こさせる、しめサバや水産漬け物類がある。

　代表的な魚介類について、形態や分布、旬の時期と特徴的な栄養成分、それらを原材料とした加工利用について、表 3-4 に示す。

表 3-4　主な魚介類の特徴と加工利用

1）近海性回遊魚

名称	形態、分布	旬と栄養成分	加工利用
マイワシ（ニシン科）	背部が青緑色、腹部が銀白色、体側に沿って 7 つの黒い斑点あり、南サハリンから東シナ海に分布。3 cm 以下をシラス、10 cm 以下を小羽、13 cm 以下を中羽、それ以上を大羽という。	脂質 14 ％、IPA、DHA を多量に含む。ビタミン B₂ を多く含む。	生食は 10 ％くらい、塩焼、干物（メザシ、丸干し、ミリン干し）、缶詰、つみれ稚魚のシラスはタタミイワシにする。
カタクチイワシ（カタクチイワシ科）	全長 15 cm。背部の黒色が濃く、口が大きく下あごが短い。群れをなして本州中部以南の太平洋岸を回遊。	脂質 18 ％、ビタミン A 効力が高い。	生食はあまりせず、シラス干し、ちりめんジャコにすることが多い。
マサバ（サバ科）	背部は青緑色、青黒色の波紋がある。体は紡錘形。日本沿岸ではゴマサバが獲れる。	旬の秋には脂質が 20 ％を超える。ヒスチジンが多く、鮮度低下によりヒスタミンに変化する。ゴマサバの旬は夏。	刺身、しめサバ、味噌煮。
サンマ（サンマ科）	背部は青黒く、腹部は銀白色で光沢がある。体は細長く側扁している。北アメリカ、千島列島に分布、千葉以北が主な漁場。	旬の秋には脂質が 25 ％近くになる。	塩焼、押しずし、塩干品。
ニシン（ニシン科）	背部は暗青色、腹部は銀白色。体は細長く側扁している。北太平洋に分布、北海道西岸に生息。茨城、富山が南限。	産卵期の春から初夏に脂質が多く、味がよくなる。	卵巣（数の子）、身欠きニシン。
マアジ（アジ科）	体は側扁した紡錘形、背部が暗青緑色、腹部が銀白色、側線に沿ってのこぎりの歯のようなぜいごあり。春から夏は北へ、秋から冬は南へ回遊。	春から秋までが旬。	刺身、たたき、塩焼、から揚げ、開き干し、練り製品。
ムロアジ（アジ科）	丸い円筒状で細長い。背部は暗青色、腹部は銀白色。伊豆七島から九州南端に分布。	旬は夏、脂質が少なく水っぽい。	刺身、塩焼、干物（クサヤ）。

名称	形態、分布	旬と栄養成分	加工利用
シマアジ (アジ科)	扁平、中央に幅広い黄色の縦線が走っている。岩手以南の沿岸で獲れる。養殖も行われている。	夏が旬。	アジ類の中で最も高級品で刺身にされる。
ブリ (アジ科)	全長 1〜1.3 m、体重 15 kg。体は紡錘形、背部は青緑色、腹部は銀白色、体側中央に黄色の帯が走っている。晩秋から春に北海から南下。成長するに従い名称が変わる。モジャコ→ワカシ（ツバス）→イナダ（ハマチ）→ワラサ（メジロ）→ブリ。	冬のブリは脂質が多く、寒ブリと呼ばれ賞味される。養殖ハマチは脂質が多く、肉質はやわらかい。	刺身、照焼。冷凍耐性が高く凍結保存できる。同属のヒラマサ、カンパチは刺身、すし種として高値で取引される。
ホッケ (アイナメ科)	体は紡錘形、体色は暗褐色、尾の部分に深い切れ込みあり、成長とともに体色が変わる。茨城から北海道に分布。	脂質が多く、味が変わりやすい。	塩干し開き、塩蔵品、燻製品、練り製品（チクワ）。

2）遠洋性回遊魚

名称	形態、分布	旬と栄養成分	加工利用
クロマグロ ホンマグロ (サバ科)	全長 3 m、体重 350 kg 以上、紡錘形、胸びれが短い。韓国、台湾、アメリカ、カナダなどから輸入。ミナミマグロ（インドマグロ）はインド洋、オーストラリア、アフリカで漁獲。メバチは胸びれが長く、目が大きい。赤身がやや少ない。熱帯性。本州中部以南の太平洋側に分布。キハダは背ビレと尻ビレが黄色、熱帯域に広く分布。夏から秋にかけて日本近海に回遊。ビンナガは小型、体が細長く、胸ビレが非常に長い、肉色は淡い赤色。	脂質 30 %（大トロ、腹部の肉）。ミオグロビンが多く、肉色は濃い赤色。キハダはミオグロビンが少なく明るい赤色。	トロ（大トロ、中トロ）、赤身に分けられる。ほとんどが冷凍品。刺身、すし種。ビンナガマグロは水煮、油漬缶詰（シーチキン）に利用される。
マカジキ (マカジキ科)	長紡錘形で上あごが突き出て、先が鋭くとがっている。背部が黒青色で腹部は白色、体側に十数条の横帯あり。肉色は鮮明な淡紅色。	旬は夏。	刺身、照焼、魚肉ハム・ソーセージのつなぎ肉。
カツオ (サバ科)	全長 1 m、体重 20 kg、紡錘形で背部が青紫色、腹部が銀白色、ウロコがない。4〜10 本の黒い縦じま。黒潮に乗って春に北上し、夏には北海道東南岸に達し、秋に再び南下。	ビタミン D を多く含む。春から初夏にかけて出回るカツオを初ガツオ、秋に南下するカツオを戻りガツオといい、脂肪が乗った味を楽しむ。	食塩ブライン中で急速凍結、近海ものは氷蔵して水揚げ。刺身、たたき、照焼、缶詰、カツオ節、角煮。
サメ類	背ビレと尾ビレが発達。大きな口をもち、噛む力が強い。ウロコは丈夫で体表はざらざらしている。日本近海に 80 種以上生息。	尿素やトリメチルアミンオキシドが多いため鮮度低下により悪臭が生じる。	生食には向かない。酢の物が臭みを消す。練り製品原料、副産物のフカヒレが高級素材。

3）底棲魚

名称	形態、分布	旬と栄養成分	加工利用
マダラ (タラ科)	全長 1 m、体重 20 kg の大型の魚、体の前部が肥大、後部は側扁し、あごの下にひげを有する。体色は灰褐色で不規則な斑紋あり。冷水性の魚、肉は白色。北方の深海に生息。スケトウダラは全長 60 cm、下あごが上あごより長くひげが短い。冷水性で北日本からアラスカに分布。	産卵期の冬が旬。	味は淡泊でくせがない。ちり鍋、フライ、干しダラ、練り製品。肝臓から肝油。卵巣はタラコに、精巣はキクコ（白子）。スケトウダラは冷凍すり身の原料。

ヒラメ （ヒラメ科）	体の左側に両目がある。目のある側は黒褐色で白色斑点あり。反対側は白色。北洋から南日本まで分布。	9月から2月が旬。脂質が少なく、旬の頃でも3％程度。	肉質が締まっていて、味は淡泊で美味。生食向き、背ビレ、腹ビレと肉の間をエンガワと称し、珍重される。
カレイ類	表面から見ると目が右側にある。日本近海で約20種が漁獲される。マガレイ、マコガレイ、イシガレイ、オヒョウ、シタビラメなど。	旬は種類によって異なる。	産卵期の子もちガレイが特に好まれる。淡泊な味で、刺身、煮付、焼物等に利用。
マダイ （タイ科）	体色は桃赤色、尾ビレの後縁が黒く、体側にコバルト色の小斑紋がある。北海道以南の海岸近くに分布。クロダイは、背部が暗灰色、腹部が銀灰色。北海道沿岸から黄海の浅海に生息。	水分77％、タンパク質20％、脂質3％。マダイの旬は早春、クロダイの旬は夏から秋。	タイの中で最も大きく、身がしまっていて美味。養殖が盛ん。刺身、すし種、あらい、塩焼き、煮付。
シログチ （ニベ科）	体色は銀灰色、えらに黒い斑紋、体は紡錘状で、側扁。東シナ海に多く分布。別名イシモチ。クログチは体色は黒青色。	水分が多く淡白。	すり身にすると弾力が出る。カマボコ。クログチのうきぶくろから良質のにかわが取れる。
カサゴ （フカカサゴ科）	全長25cm。体側に淡褐色の斑点をもつ。体色は沿岸にいるものは黒褐色、深いところにいるものは赤色が強い。口が大きく、胸ビレが張り、頭部に刺がある。	冬が旬。	煮付、塩干し、フランス料理のブイヤベースの材料になる。
キチジ （フカカサゴ科）	体色は美しい朱色、頭部は肥厚し、目、口、胸ビレが大きい。背ビレに刺がある。東京ではキンキとして知られる。	冬が旬。脂質が多くやわらかい。	塩焼き、煮付、開き干し、練り製品材料（笹カマボコ）。
ハモ （ハモ科）	背側が紫褐色、腹側が銀白色。体は細長く、尾部がとがっている。口が大きく、鋭い歯をもつ。瀬戸内海、九州に多い。	白身で脂質が多い。レチノール、ビタミンDを含む。上半身の方が美味。	小骨が多いので、皮を切り離さないように細かく骨切りする。椀種、酢の物、押しずし、てんぷら、カマボコ。
マアナゴ （アナゴ科）	ウナギに似た、細長い円筒状。体色は暗褐色、体側に白点が並んでいる。日本各地の内海から朝鮮半島、中国海域に生息。	脂質は約10％、レチノールを多く含む。	背開きにして、蒲焼、八幡巻、てんぷら、すし種。
トラフグ （フグ科）	暗褐色の地にトラのような黒い斑紋をもつ。背面、腹面に刺あり。身は白色透明。北海道から東シナ海にかけて分布。	卵巣、肝臓にテトロドトキシンという強力な神経毒を含む。	刺身（薄造り）、ちり鍋、味噌汁、煮こごり、ヒレの素干し品はあぶってヒレ酒。

4）遡河魚

名称	形態、分布	旬と栄養成分	加工利用
シロザケ （サケ科）	背部は藍銀色、腹部は銀白色、稚魚として海に出て、3～4年で成魚は産卵のために生まれた川に戻ってくる。漁獲時期により、トキシラズ、アキアジ、鼻曲がりの別名がある。	旬は秋。脂質は多い時で8％。	塩焼、ムニエル、フライ、鍋物、氷頭なます（頭の軟骨の酢漬け）、新巻（食塩処理）、缶詰、燻製、いずし、めふん（腎臓の塩辛）、スジコ（卵巣の塩漬）、イクラ（卵をほぐして食塩水に漬けたもの）。
ウナギ （ウナギ科）	体は円柱状で細長い。河川で成魚になり、初秋の産卵のため海に降りる。孵化した稚魚は2～5月に群れ	旬は特にないが、夏に多く出回る。良質なタンパク質、脂質、レチノー	蒲焼、白焼、うな丼、燻製。夏の土用の丑の日によく食べる習慣がある。

		ル、ビタミンB$_1$、B$_2$を豊富に含む。	
シシャモ (キュウリウオ科)	をなして河川を遡る。この時、5 cm程度のシラスウナギを河口で採取して養殖する。 体は細長く扁平で口が大きい。体色は背部が暗黄色、腹部は銀白色、ワカサギによく似ている。北海道東南部沿岸に分布、秋に産卵のため群れをなして河川を遡るところを漁獲する。カラフトシシャモは北大西洋や北太平洋で漁獲された輸入品で、シシャモよりウロコが小さい。産卵期も川には戻らない。	産卵期になっても味が落ちず、脂質が多い。	塩焼、揚げ物。カラフトシシャモは生干しの乾燥品で、抱卵したメスが子もちシシャモとして好まれる。

5) 汽水魚

名称	形態、分布	旬と栄養成分	加工利用
ハゼ (ハゼ科)	全長20～25 cm、頭や口が大きく、体はあめ色を呈する。背部と側線に沿って褐色の斑紋が散在する。日本全国の海水と淡水の混じり合う水域に生息。	晩秋から初冬が旬。脂質が少ない。	刺身、てんぷら、から揚げ、甘露煮。
ボラ (ボラ科)	体は円筒形で背部は平らで灰青色、腹部は銀白色。九州沿岸に生息。	産卵は10～11月で、この時季が旬。	冬期の寒ボラが珍重される。刺身、味噌漬、魚田、カラスミ（卵巣の塩干し品）。

6) 淡水魚

名称	形態、分布	旬と栄養成分	加工利用
コイ (コイ科)	背部が緑褐色、側面は黄色を帯びた銀白色、口辺に2対の口ひげがある。田や池で養殖される。	脂質が多く、鮮度低下により臭みが出る。	こいこく、あらい、甘露煮。
フナ (コイ科)	背部が灰青色、腹部は銀白色。日本各地の河川、湖沼に生息。	ビタミンB$_1$を多く含む。	あらい、つくだ煮、甘露煮、こぶ巻、ふなずし（滋賀県）。
ニジマス (サケ科)	背部は暗青色、腹部は銀白色、体側に赤色の縦帯がある。北アメリカ原産、明治以降、養殖が行われている。	脂質、ビタミンEを多く含む。	あらい、塩焼、揚げ物、ムニエル。
アユ (アユ科)	背部が黒黄色、腹部が銀白色、胸びれの付近の体側に黄色の斑紋がある。尻ビレと尾ビレの間にあぶらビレがある。日本各地の清流に生息。養殖が盛ん。	6～8月が旬。	内臓を抜かずに塩焼し、たで酢を添える。酢の物、フライ、てんぷら、うるか（内臓や卵巣の塩辛）。

7) 新顔の魚（深海魚）

名称	形態、分布	旬と栄養成分	加工利用
メルルーサ (メルルーサ科)	背部は青褐色、腹部は白色、スケトウダラに似て細長く、口はやや斜めに大きく開く。アフリカ、南アメリカ、ニュージーランドに分布。		無頭の冷凍品で輸入される。フライ、粕漬、味噌漬。
ギンダラ (ギンダラ科)	体は細長く、背部は黒っぽいいぶし銀色、腹部は白色、北海道からアリューシャン海域に分布。	脂質が多い。	切り身の冷凍品、塩焼、煮付、フライ、でんぶ。
シルバー (イボダイ科)	青灰色、体側に青黒い斑点がある。体表から粘液を多量に分泌。アルゼンチン、ニュージーランド海域に分布。	白身で肉量が多く脂質も多い。	冷凍輸入される。つけ焼、揚げ物、ムニエル、フリッター、そぼろ。

リング (アシロ科)	背部が赤橙色、褐色のまだら模様があり腹部は白っぽい。体は細長く、背ビレ、尻ビレ、尾ビレがすべてつながっている。ニュージーランド、南オーストラリア、南アメリカ南部の沖合に生息。		てんぷら、フライ、焼物、バター焼、鍋物。

8) 貝類

名称	形態、分布	旬と栄養成分	加工利用
ホタテガイ (イタヤガイ科)	2枚貝、貝殻は扇形、放射状に肋がある。右殻は膨らみ、白色、左殻は扁平で紫褐色。オホーツク海、北海道、東北地方の沿岸に分布。養殖が盛ん。	グリコーゲンの季節変化が大きく、夏に4～6%、冬に1%以下。	貝柱（閉殻筋）を賞味する。刺身、すし種、煮物、バター焼、缶詰、干し貝柱、燻製。
マガキ (イタボガキ科)	世界中に広く分布する2枚貝、薄板を重ね合わせたような灰褐色の貝殻。養殖が古くから行われている。	6～8月に産卵、11月からが多く出回る。グリコーゲンが冬に多く、夏に少ない。	生食、酢ガキ、鍋物、フライ、グラタン、チャウダー、缶詰、燻製、カキエキス。
アサリ (マルスダレガイ科)	2枚貝、殻の表面は灰白色から淡灰青色、青褐色の放射帯、黄、紫、赤色の斑点があるが煮ると褐色になる。淡水の混じる河口、砂泥質の浅海に生息。	春と秋に産卵、冬から春にかけてが旬。	味噌汁、酒蒸、チャウダー、深川飯、スパゲティ。よく砂を吐かせてから用いる。
シジミ (シジミガイ科)	2枚貝、殻色は黒褐色、漆黒色。正式名ヤマトシジミ、サハリンから九州まで分布、河口の塩分の少ない砂中に生息。	アラニン、コハク酸、タウリン、ビタミンB群などを含む。	味噌汁、つくだ煮。
ハマグリ (マルスダレガイ科)	2枚貝、殻に厚みと丸みのある三角形、殻色は黄褐色の地に網目や放射状の紋様がある。東北地方から東シナ海に分布、内湾の浅い砂地に生息、潮干狩りの対象となる。養殖が盛ん。	産卵期は5～11月、冬から春にかけてが旬。脂質、糖質が少なく、ビタミンB₂、コハク酸を含む。	汁物、焼ハマグリ、鍋物、クラムチャウダー、干し貝、味付缶詰。
アワビ (ミミガイ科)	巻貝、殻は平らで丸みを帯びた耳形、表面に一列に並ぶ吸水孔が4～5個存在。	6～9月が旬。産卵期が11月で、冬は肉やせ。	刺身、すし種。
サザエ (リュウテンサザエ科)	巻貝、殻に管状の突起あり、殻の外側は黒褐色。北海道南部から沖縄まで分布。	タンパク質量は魚類と同じ。	刺身、つぼ焼。

9) イカ・タコ類

名称	形態、分布	旬と栄養成分	加工利用
スルメイカ (スルメイカ科)	胴長30cm、赤褐色でヒレは菱形。夜行性のため夜間集魚灯をつけて釣る。日本海沿岸、北海道、三陸を中心に漁獲。	旬は夏から秋。	刺身、すし種、素干しスルメイカ、塩辛、さきイカ、のしイカ。
コウイカ (コウイカ科)	体色は淡褐色、背部に無数の横じまがある。胴の中に厚くて大きい石灰質の甲があり、胴の両側に薄いヒレがついている。本州中部から四国、九州に分布。スミイカともいわれ、イカ墨が多量に取れる。	旬は秋から冬。	刺身、すし種、煮付、焼物。
マダコ (マダコ科)	体色は暗褐色、体の表面に色素胞が細かく分布。東北以南、四国、九州	旬は春から夏。	煮熟し、ゆでダコとして流通。

名称	形態、分布	旬と栄養成分	加工利用
	の温帯海域の沿岸に分布。タコつぼ、底引き網で漁獲。		

10) エビ・カニ類

名称	形態、分布	旬と栄養成分	加工利用
クマエビ (クルマエビ科)	甲殻の色は淡褐色に茶褐色のしま模様がある。温水性、東京以南の太平洋沿岸および九州西岸の内海、内湾に多く産する。養殖が盛ん。	エキス成分として、ベタイン、グリシン、アルギニンが関与している。	すし種、てんぷら、フライ、焼物。
ウシエビ (クルマエビ科)	ブラックタイガーともいう。甲殻の色は暗灰色、黒色のしま模様がある。暖水性、瀬戸内海、九州沿岸に多く、東南アジア全域まで分布。養殖されたものが大量に冷凍品として輸入される。		フライ、てんぷら。
ロブスター (ウミザリガニ科)	別名オマール。大型エビで、体色は暗褐色、前脚の1対の大きなはさみが特徴、アメリカ、カナダに生息。		コキールなどの冷製、テルミドールなどの温製にフランス料理で利用される。
ホッコクアカエビ (タラバエビ科)	アマエビともいう。甲殻は鮮やかな赤色。冷水性、富山湾以北の日本海、北海道の沿岸に生息。	胸部に緑色の卵を抱いている頃が旬。	刺身、すし種など生食向き。
タラバガニ (タラバガニ科)	分類学的にはヤドカリの仲間、胸脚は4対しかない。甲殻は褐色、甲殻や胸脚に多くの刺あり。冷水性、オホーツク海、ベーリング海、アラスカ沿岸に分布。	産卵期5月。	煮熟して水煮缶詰に加工。カニミソは甲羅の裏側の肝臓、膵臓で独特の風味があり珍重。
ズワイガニ (クモガニ科)	大型種、甲殻は茶褐色、丸みのある三角形。冷水性、オホーツク海、ベーリング海、隠岐以北の日本海に分布。	旬は冬。	煮熟後低温流通。
ガザミ (ワタリガニ科)	ワタリガニともいわれている。甲殻は暗緑色、第一胸脚が長く、最後の歩脚の先端が平たい。津軽海峡以南、九州に至る内湾に生息。	旬は冬。	煮熟して流通、酢の物、鍋物。

11) その他

名称	形態、分布	旬と栄養成分	加工利用
バフンウニ (オオバフンウニ科)	4年で殻径5cm、高さ2cm程度に成長する。刺は細くて短い。体色は暗緑色、生殖巣はオレンジ色。東北地方沿岸から九州に分布。	産卵期は3〜4月、タンパク質、脂質が主成分。旬は種によって異なる。	すし種、蒸して瓶詰め。
マナマコ (マナマコ科)	体は円筒形、上皮の中に多くの石灰質の骨片を含む。体色により、アカナマコ、アオナマコ、クロナマコがある。北海道から九州までの浅海に見られる。	90%以上が水分、コラーゲンが多く、消化しにくい。旬は初冬。	酢の物、このわた(内臓の塩辛)、このこ(卵巣の干物)、いりこ(内臓を除いた後乾燥)。
マボヤ (カラスボヤ科)	体長15cm、外皮は赤橙色で硬く、体表には多くの乳房状突起がある。成長すると岩に付着し、固着生活を営む。	旬は6〜8月。グリコーゲン含量が多い。	外皮を除いた筋肉(筋膜体)を生食、酢の物、塩辛。
エチゼンクラゲ (ビゼンクラゲ科)	傘は半球形、カンテン質が厚くて硬い。傘の色は淡褐色。日本海沿岸に分布。	水分が98%、残りがタンパク質と糖質。	こりこりとした食感を楽しむ。塩蔵品で流通。酢の物、和え物、中国料理。

出典)下橋淳子編著『新版 食べ物と健康［食品学各論］』八千代出版、2012年、pp.94-102

コラム3　マグロの資源管理と国際機関

　高度回遊性魚種であり、国際的に商品価値の高いマグロ類は、特定の国に属さない公海にも広く生息していることから、国際機関による資源管理の重要性が認識されている。現在、世界中の海域は5つの地域漁業管理機関によってマグロの資源管理がなされている。科学的な資源評価に基づき、漁業国に対し、漁獲量、漁獲努力量、技術的な規制がかけられている。マグロの最大の消費国である日本は、関連する地域漁業管理機関に加盟し、持続的利用を前提とした適切な資源管理に主導的な役割を担っている。

---

❸　乳　　　類

　乳は哺乳類の乳腺より分泌され、その動物の子は一定期間、乳のみを栄養源に生育する。すなわち、乳は成長に必要なすべての栄養素をバランスよく含んでいるといえる。動物種によって成長に適した組成は異なることから、搾乳して得られる成分とその組成も種によって相違がある。

　乳用に利用される家畜は牛、山羊、羊などで、地域によっては、水牛やラクダ、馬の乳も利用される。日本で最も多く飼養されている乳用牛はホルスタイン種（大型・白黒模様）で、98.6％を占める。ジャージー種（小型・淡褐色）やブラウンスイス種（大型・黒褐色）などその他の乳用牛は希少である。

1）乳類の成分

　牛乳中の成分を図3-13に示す。牛乳のうち、水分以外の成分を乳固形分といい、乳固形分から乳脂肪分を除いた部分を無脂乳固形分という。乳脂肪分、無脂乳固形分ともに季節の影響を受けやすく、冬では比較的多く、夏では少なくなる。また、ジャージー種の乳は、ホルスタイン種に比べタンパク質や脂質の含量が高く（表3-5）、濃厚でコクがある。

　⑴　**炭水化物**　　炭水化物のほとんどはラクトース（乳糖）[9]であり、乳にわずかな甘味を与えている。牛乳を長時間加熱すると褐色になるのは、ラクトースが乳中のアミノ酸とアミノ・カルボニル反応を起こすためである。

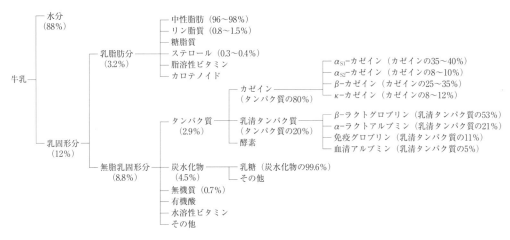

図3-13　牛乳の成分

9　ラクトース（乳糖）：ガラクトースとグルコースが β-1,4 グリコシド結合により結合した二糖類。

表 3-5　牛乳の主な栄養素

（100g あたり）

	エネルギー （kcal）	水分 （g）	たんぱく質 （g）	脂質 （g）	炭水化物 （g）	灰分 （g）	ナトリウム （mg）	カリウム （mg）	カルシウム （mg）	マグネシウム （mg）	リン （mg）
生乳 ジャージー種	77	85.5	3.9	5.2	4.7	0.7	58	140	140	13	110
生乳 ホルスタイン種	63	87.7	3.2	3.7	4.7	0.7	40	140	110	10	91
普通牛乳	61	87.4	3.3	3.8	4.8	0.7	41	150	110	10	93

出典）文部科学省『日本食品標準成分表 2020 年版（八訂）』

コラム4　乳牛のライフサイクル

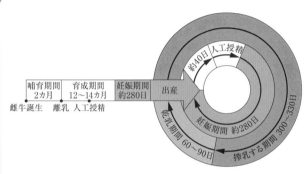

図　乳牛のライフサイクル

ヒトの場合と同様に、牛も子牛の成長のために母乳を分泌する。すなわち、妊娠、出産を経なければ、牛乳を分泌することはできない。

現在、日本の乳牛の多くは、人工授精により出産をしている。雌牛は、生後約1年半後に最初の人工授精を行う。妊娠期間は約10カ月弱であるため、生後約2年半で初めての出産を迎えることになる。出産すると乳が分泌されるようになり、その後300〜330日間は毎日搾乳を行う。同時に、出産から約40〜60日後には、次の人工授精を行う。分娩予定の60〜90日前からは分娩に備えるために、搾乳を止めて休ませる（乾乳）。以降は、約1年に1回ずつ分娩できるように分娩→搾乳と妊娠→乾乳のサイクルを3〜4回繰り返し（図）、生後約5〜6年で乳牛としての役目を終える。

（2）**タンパク質**　タンパク質は、約80％がカゼインであり、残りが乳清タンパク質である。カゼインとは、牛乳をpH4.6にした時に沈殿するタンパク質をいい、その際の沈殿物をカード、上清をホエーという。

カゼインには、α_{S1}-カゼイン、α_{S2}-カゼイン、β-カゼイン、κ-カゼインの4種がある。α_{S1}-・α_{S2}-・β-カゼインは疎水性で、Ca^{2+}の存在下で沈殿する性質をもつ。κ-カゼインは糖鎖をもつことから、親水性を示す。これらの4種のカゼインタンパク質と、カルシウムとリンによって構成されるリン酸カルシウムによって、球状のカゼインミセルが形成される。カゼインミセルの表面には親水性のκ-カゼインが局在し、その糖鎖を表面に露出させることによって、ミセルを水中に分散させている。

乳清タンパク質には、β-ラクトグロブリン、α-ラクトアルブミン、免疫グロブリン、血清アルブミン、ラクトフェリンなどが存在する。乳清タンパク質の約50％を占めるβ-ラクトグロブリンは、人乳に含まれず、カゼインに次いで牛乳アレルギーの原因となるタンパク質とされる。牛乳を60〜65℃以上で長く加熱すると薄い皮膜を生じるが、これは牛乳の表面から水分が蒸発し濃縮されると、β-ラクトグロブリンが周囲の脂質や無機質、ビタミンなどを巻き込んで熱変性を起こすことによるものである（ラムスデン現象）。

コラム5　カゼインミセルの構造

カゼインは乳中でカゼインミセルと呼ばれる集合体を形成し乳中に分散しているが、カゼインミセルの詳細な構造については、現在でも不明とされている。有力な説として「サブミセルモデル」と「ナノクラスターモデル」があり、最近は世界的には後者が主流である（図）。ナノクラスターとは、リン酸カルシウムの小さな集団のことである。ナノクラスターがカゼイン分子間に架橋を形成することにより、カゼインミセルを安定化させていると考えられている。

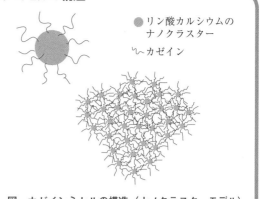

●リン酸カルシウムの
　ナノクラスター

〜カゼイン

図　カゼインミセルの構造（ナノクラスターモデル）

出典）Holt, C., 1992, Structure and Stability of Bovine Casein Micelles, *Advances in Protein Chemistry*, 43, pp.63-151

⑶ **脂質**　脂質はほとんどがトリグリセリドであり、そのほかに、リン脂質、コレステロールなどを含む。トリグリセリドの構成脂肪酸は、パルミチン酸、ステアリン酸などの飽和脂肪酸、一価不飽和脂肪酸のオレイン酸が多い。また、酪酸やカプロン酸、カプリル酸などの短鎖脂肪酸や中鎖脂肪酸も含む。これらの脂肪酸は揮発性であり、牛乳や乳製品の風味に関与する。

乳中の脂質は、トリグリセリドの周りがリン脂質や糖脂質、タンパク質などからなる脂肪球膜によって取り囲まれた脂肪球となっており、脂肪球が乳中に分散した水中油滴型（O/W 型）のエマルションである。生乳中の脂肪球の大きさは、0.1 μm〜17 μm とばらつきがあり、搾乳後、時間経過とともに脂肪球が浮き上がり、クリーム層が分離する。そのため、市販の牛乳は均質化（ホモジナイズ）を行うことにより脂肪球を1〜3 μm に細分化し、乳脂肪の分離を防いでいる（図3-14）。均質化を行うと、脂肪球の表面積が広くなるため、消化性も向上する。

⑷ **無機質**　無機質は、カルシウム、リン、マグネシウム、カリウム、ナトリウムが比較的多く含まれる。カルシウムが効率よく吸収されるには、リンとのバランスが重要とされるが、特に牛乳や多くの乳製品ではそれらが望ましい比率で含まれている[10]。また、乳中に存在する乳糖や、カゼインの消化や発酵の過程で産生されるカゼインホスホペプチド（CPP）は、カルシウム吸収を促進することも知られており、乳や乳製品は重要なカルシウム供給源であるといえる。

⑸ **ビタミン**　牛乳にはすべてのビタミンが含まれるが、飼料の影響を受けやすい。夏季の牧草は青草であるため、脂溶性ビタミンの A、

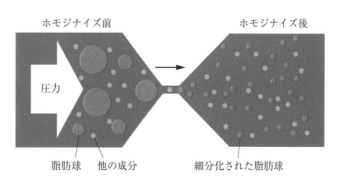

ホモジナイズ前

ホモジナイズ後

圧力

脂肪球　他の成分

細分化された脂肪球

図3-14　牛乳の均質化

10　カルシウム：リンは 1：1〜2 がよいとされる。普通牛乳では、カルシウムは 110 mg/100 g、リンは 93 mg/100 g 含まれる（日本食品標準成分表 2020 年版〔八訂〕）。

D、E およびプロビタミン A のカロテンは夏の牛乳に多く、冬に少なくなる。カロテン含量は、牛乳や乳製品の色調にも影響を与え、夏季の乳は黄色味がやや強くなる。水溶性ビタミンは、ビタミン B_2 が特に多い。ホエーの黄色は、ビタミン B_2 の色によるものである。

２）飲用乳および乳製品

飲用乳や乳製品の成分規格、製造方法、衛生規格などは、食品衛生法に基づく「乳及び乳製品の成分規格等に関する省令」（乳等省令）により規定されている。また、乳事業者が自主基準として設けている「飲用乳の表示に関する公正競争規約」では、飲用乳の表示について規定しており、その規約に従って製造・表示されたものには公正マークがつけられている。

⑴ 飲用乳 (市乳)　日本で市販されている飲用乳には、牛乳、特別牛乳、成分調整牛乳、低脂肪牛乳、無脂肪牛乳、加工乳、乳飲料がある (表3-6)。このうち乳飲料は、乳等省令では乳製品に分類されている。

搾乳された生乳を殺菌処理したものを牛乳と呼ぶ。牛乳は微生物が繁殖しやすいため、ほとんどの場合に加熱殺菌処理が必須となる。殺菌法について、乳等省令では「63℃、30分、あるいはそれと同等以上の殺菌効果のある方法」であることが規定されており、実際には、表3-7に示した殺菌が行われている。UHT 法は短時間で大量の生乳を処理することが可能であり、日本では９割以上の牛乳にこの方法が採用されている。LL 牛乳 (ロングライフミルク) は、UHT 処理した牛乳を、光と空気を遮断する密封容器に無菌的に充塡することにより、常温で2〜3カ月間程度の保存を可能に

表3-6　飲用乳の種類と分類

種類別	概要	生乳の使用割合	成分		衛生基準	
			乳脂肪分	無脂乳固形分	細菌数(1mLあたり)	大腸菌群
牛乳	生乳を加熱殺菌したもの。成分を除去したり、水や他の原料を加えてはいけない。	生乳100%(生乳以外のものの混入は不可)	3.0％以上	8.0％以上	5万以下	陰性
特別牛乳	特別牛乳搾取処理業の許可を受けた施設において、高度の衛生管理のもとに搾取した生乳を、殺菌しないか、低温殺菌処理したもの。		3.3％以上	8.5％以上	3万以下	
成分調整牛乳	生乳から乳脂肪分、水分、ミネラルなどの一部を除去し、成分を調整して殺菌したもの。		規定なし	8.0％以上	5万以下	
低脂肪牛乳	成分調整牛乳のうち、乳脂肪分を0.5％以上1.5％以下にして殺菌したもの。		0.5％以上1.5％以下			
無脂肪牛乳	成分調整牛乳のうち、乳脂肪分を0.5％未満にして殺菌したもの。		0.5％未満			
加工乳	生乳または脱脂粉乳やバターなどの乳製品を原料に、乳成分を増やしたものや乳脂肪分を減らしたもの。「特濃」「低脂肪乳」など。	—	規定なし			
乳飲料	生乳または乳製品を主原料に、乳製品以外のものを加えたもの。カルシウムや鉄、ビタミンなどを強化したものや、コーヒー、果汁などを加えたもの。	—	乳固形分3.0％以上[1]		3万以下	

注1) 公正競争規約による

表3-7　牛乳の殺菌方法

殺菌方法		処理条件		特徴
		温度	時間	
低温長時間殺菌法 （保持殺菌法）	LTLT 法 (Low Temperature Long Time)	保持式[1]、 63〜65℃	30分	タンパク質の変性が少なく加熱臭も少ないため、生乳に近い風味が保たれる。耐熱性細菌や芽胞の一部は死滅させることができない。
連続式低温殺菌法	LTLT 法 (Low Temperature Long Time)	連続式[2]、 65〜68℃	30分	
高温保持殺菌法	HTLT 法 (High Temperature Long Time)	保持式[1]、 75℃以上	15分以上	
高温短時間殺菌法	HTST 法 (High Temperature Short Time)	連続式[2]、 72〜75℃	15秒	
超高温殺菌法	UHT 法 (Ultra High Temperature)	120〜150℃	1〜3秒	耐熱性細菌や芽胞を死滅させることができるが、乳清タンパク質の変性とカルシウムの吸収率の低下が起こり、加熱臭も発生する。

注1) 生乳をタンクなどの中で攪拌しながら一定の温度と時間を保持して殺菌する方式
注2) 生乳が加熱されたプレート間を通過することにより一定の温度を保持して殺菌する方式

している。

　(2)　**クリーム**　　生乳や牛乳、特別牛乳のみを原料とし、遠心分離によって乳脂肪分以外の成分を除去したものをいう。乳化剤や安定剤、植物性油脂などを加えている場合には、クリームの表示は認められていない。

　(3)　**練乳**　　牛乳を濃縮したもので、無糖練乳（エバミルク）と加糖練乳（コンデンスミルク）とがある。

　無糖練乳は牛乳を 2.5 分の 1 に濃縮したもので、缶に充塡し、滅菌される。開缶後は牛乳と同様に保存性が低い。

　加糖練乳には、全脂練乳と脱脂練乳とがある。牛乳または脱脂乳に約 16 ％のショ糖を加え、約 3 分の 1 に濃縮し、容器に充塡される。加糖により水分活性が低くなっているため、容器を開封したのちも比較的保存性が高い。

　(4)　**粉乳**　　牛乳から水分を除いて粉末状にしたものである。

　全脂粉乳（全粉乳）は、生乳を濃縮乾燥したものである。加工乳や菓子類、アイスクリーム類の原料などに利用される。脂質が多いことから、長期間保存をすると酸化が進み、風味が著しく低下する。

　脱脂粉乳は、脱脂乳を濃縮乾燥させたもので、加工乳をはじめ、乳類以外の食品原料としても広く用いられている。脱脂粉乳は水に溶けにくいため、顆粒状にすることにより溶解性を高めたものをスキムミルクという。

　調製粉乳は、様々な目的に沿って成分を調整した粉乳で、妊産婦・授乳婦用、乳児用、病者用などがある。

　(5)　**バター**　　原料乳からクリームを分離し、激しく攪拌（チャーニング）することによって、乳脂肪の被膜が破壊され、O/W 型のエマルションから W/O 型への相転換が起こる。塊状になって得られる乳脂肪がバターである（第4章「5　加工油脂」参照）。

表 3-8　発酵乳・乳酸菌飲料の分類

種類別名称	無脂乳固形分	生菌数（1 mL 中）[1]
発酵乳	8.0 %以上	1,000 万以上
乳製品乳酸菌飲料	3.0 %以上	1,000 万以上
乳酸菌飲料	3.0 %未満	100 万以上

注 1）乳酸菌または酵母数

(6) 発酵乳・乳酸菌飲料　発酵乳・乳酸菌飲料は、乳等省令において、無脂乳固形分の割合と生菌数によって、表 3-8 のように分けられている。発酵乳は、乳や脱脂乳を乳酸菌や酵母などで発酵させ、糊状や液状としたもの、またはそれを凍結したものをいい、ヨーグルト、ケフィア[11]、培養バターミルク[12] などがある。また、乳酸菌飲料は、牛乳や脱脂乳を乳酸菌や酵母などで発酵させ、飲用に適するようにしたものである。

　牛乳などに乳酸菌などを添加すると、乳中のラクトースが分解されて乳酸が生成し、乳の pH が低下する。カゼインの等電点である pH4.6 に近づくと、カゼインミセル同士が凝集し、ゲル状のヨーグルトとなる。ヨーグルトには、ゲル化剤を用いないソフトタイプと、カンテンやゼラチンなどで固めたハードタイプ、液状のドリンクタイプ、凍結させたフローズンタイプ、砂糖で煮た果実を添加したフルーツヨーグルトなどがある。

(7) チーズ　牛乳のカゼインタンパク質と脂質を凝固させたもので、ナチュラルチーズとプロセスチーズに大別される。

　ナチュラルチーズは、原料乳にスターター（乳酸菌）や凝乳酵素（レンネット）を加えてカードとホエーに分離し、カードを脱水、成型したのち微生物によって熟成させたものである。レンネットは、タンパク質分解酵素であるキモシンを主成分とし、カゼインミセル表層の κ−カゼインから疎水性部分を切り離すことによって、カゼインミセルを疎水化して凝固させる。熟成中には、乳酸菌やレンネット由来のタンパク質分解酵素によってタンパク質が分解され、アミノ酸やペプチドが生成し、うま味や風味が付与されるとともに消化性も高まる。原料とする乳の種類、熟成の有無や熟成期間、微生物の種類、脂質含量、硬さなどによって、風味や食感の異なる様々なチーズが製造される（表 3-9）。

　プロセスチーズは、1 種類または数種類のナチュラルチーズを原料とし、それらを粉砕、加熱溶解、乳化し、再成型したものである。加熱により殺菌され酵素も失活するので、保存性が高まる。また揮発性成分が失われるので、チーズ固有の刺激的な風味が和らぐ[13]。

コラム 6　乳糖不耐症

　ヒトの小腸粘膜のラクターゼは、乳中のラクトースをガラクトースとグルコースに分解する。ラクターゼ活性は、乳児では高いが、成長とともに低下する。また、人種によっても異なり、白色人種は成人でも活性が高いが、黄色人種や黒色人種では 80～90 %以上の人に乳糖不耐症が見られる。ラクターゼが不足または欠損すると、吸収できずに高濃度になったラクトースが小腸に水分を引き寄せるので、腹痛や下痢を起こす。この症状を乳糖不耐症という。

　ヨーグルトや熟成チーズなどは、乳酸菌によってラクトースの大部分が分解されているので、症状が生じにくい。また、ラクトースの一部をあらかじめ加水分解した乳糖不耐症用の乳児用粉乳や、乳糖分解乳も市販されている。

---

11 ケフィア：ケフィールともいう。旧ソビエト連邦・東欧などの伝統的な発酵乳である。乳を原料に、複数の乳酸菌と酵母で複合発酵させる。

12 培養バターミルク：発酵バター製造時に、チャーニングの工程において得られる液体をいう。

表3-9　ナチュラルチーズの種類

硬さまたは原料乳による分類	水分含量	特徴		代表的なチーズ（原産国）
軟質チーズ	50％以上	非熟成（フレッシュタイプ）	脱脂乳を原料とする。熟成させないため、ヨーグルトのような風味である。保存性は低い。	カッテージ（イギリス）、マスカルポーネ（イタリア）、モッツァレラ（フランス）
		白カビタイプ	表皮に白カビを植えつけ、3〜4週間熟成させたチーズ。内部はクリーミーな組織で、芳醇な風味をもつ。	カマンベール（フランス）、ブリー（フランス）
		ウォッシュタイプ	表皮を塩水や酒（ワインやブランデー）で洗いながら、細菌により熟成させる。内部は半液状で、風味が強い。	リンブルガー（ベルギー）、リヴァロ（フランス）、ポンレヴェック（フランス）
半硬質チーズ	40〜50％	細菌熟成タイプ	細菌で2〜12カ月熟成させる。温和でくせの少ない風味のものが多い。プロセスチーズの原料になる。	ゴーダ（オランダ）、サムソー（デンマーク）
		青カビタイプ	カードに青カビの胞子を混合し、2〜6カ月間程度熟成させることにより、チーズ内部に青カビが生える。強い塩味と、熟成の際に脂肪が分解してできた特徴的な刺激臭がある。	ロックフォール（フランス）、ゴルゴンゾーラ（イタリア）、スティルトン（イギリス）
硬質タイプ	25〜40％	6カ月〜2年間程度熟成される。温和でくせが少ないものが多い。熟成の際にプロピオン菌がガスを発生し、組織内に1〜3cm程度のチーズ穴（気孔）が分布するものもある。		ガス孔なし：チェダー（イギリス）、エダム（オランダ） ガス孔あり：エメンタール（スイス）
超硬質タイプ	20％以下	細菌による熟成。熟成期間が1〜3年と長く、うま味が強い。保存性が高い。非常に硬く、削って使用する。		パルメザン（イタリア）、スプリンツ（スイス）
シェーブルタイプ		山羊の乳を原料としたチーズの総称。細菌やカビにより2週間から1カ月間程度熟成させる。軟質チーズから硬質チーズまである。表面に木炭粉をまぶしたものや、中心に麦わらを1本通したものなどもある。 カプロン酸、カプリル酸、カプリン酸などの短鎖および中鎖脂肪酸により独特の風味がある。熟成が浅いと酸味があり、熟成が進むと強い風味が生じる。		ヴァランセ（フランス）、サントモール（フランス）、クロタン（フランス）

⑻　**アイスクリーム**　乳または乳製品を原料とし、卵、砂糖、香料などを混合し、凍結させたもので、乳固形分3.0％以上のものをいう。乳等省令では、アイスクリーム、アイスミルク、ラクトアイスに分類される（表3-10）。

　アイスクリーム類は、原料を混合してアイスクリームミックスにして数日間熟成させたものを凍結させる。凍結時に激しい攪拌が行われるとミックス内に気泡が含まれ、膨脹してアイスクリームとなる。もとのミックスに対して膨脹した割合、すなわち空気の混入率をオーバーランという（図3-15）。オーバーランは高いほど軽い風味と食感になり、低いほど濃厚な風味に感じられる。また、

---

13 日本ではプロセスチーズが先に普及し主流であったが、食生活の多様化に伴い徐々に様々なナチュラルチーズが流通するようになり、1990年ごろからは、ナチュラルチーズの消費量が上回っている。

表 3-10　アイスクリーム類・氷菓の分類

区分	種類別名称	乳固形分	うち乳脂肪分	細菌数[1]	大腸菌群
アイスクリーム （乳等省令）	アイスクリーム	15.0 %以上	8.0 %以上	100,000 以下/g	陰性
	アイスミルク	10.0 %以上	3.0 %以上	50,000 以下/g	
	ラクトアイス	3.0 %以上	規定なし	50,000 以下/g	
一般食品（食品、添加物等の規格基準）	氷菓	上記以外のもの		10,000 以下/融解水 1 ml	

注 1）発酵乳または乳酸菌飲料を原料として使用したものにあっては、乳酸菌または酵母以外の細菌の数

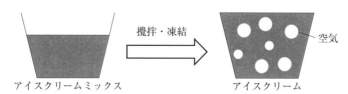

$$オーバーラン（\%）＝\frac{（アイスクリームの容積－もとのアイスクリームミックスの容積）}{もとのアイスクリームミックスの容積}×100$$

図 3-15　オーバーラン

空気は断熱層となるため、オーバーランが高いと冷たさを感じにくくなる。市販のアイスクリーム類のオーバーランは、一般に 60〜100 %程度である。

卵　　　類

　食品の卵には、鳥卵、魚卵があるが、一般に卵類に分類されているのは、鳥卵である。鳥卵には、鶏卵、ウズラ卵、アヒル卵、烏骨鶏卵などがあり、主に利用されているのは鶏卵である。

1）鶏卵の構造

　食用とされる鶏卵の構造を図 3-16 に示す。鶏卵は、卵殻部、卵白部、卵黄部からなり、それぞれの重量比は、1：6：3 である。

(1)　卵殻部　卵殻部は、表面からクチクラ、卵殻、卵殻膜の順に構成されている。

(a)　クチクラ　産卵直後の卵は、表面が輸卵管から分泌された粘液で覆われており、これが数分で乾燥して卵殻の表面に付着し、厚さ約 0.01 mm のざらざらとした被膜（クチクラ）となる。クチ

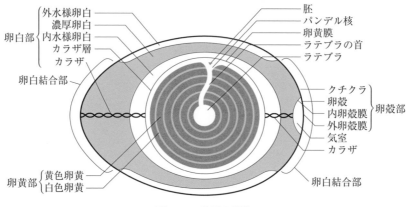

図 3-16　鶏卵の構造

クラは、糖タンパク質からなり、微生物が卵殻から侵入するのを防ぐ役目をしている。クチクラは、水洗いなどの外部刺激により容易にはがれてしまう。売られている卵は、ほとんどが洗卵されているため、洗い流されてしまっている。

（b）　**卵殻**　　卵殻は、水分をほとんど含まず、成分の大部分は炭酸カルシウムである。厚さ0.3 mm ほどの多孔質で、酸素の取り入れと炭酸ガスの排泄、水分の調整を行っている。

（c）　**卵殻膜**　　卵殻膜の主成分はタンパク質であり、「外卵殻膜」と「内卵殻膜」の2層からなる。ともに卵殻に密着しているが、鈍端（卵のまるい方）に気室がある。気室は、産卵直後はほとんどなく、時間の経過とともに、卵内の水分蒸発や、外部からの空気の入り込みなどにより形成される。

（2）　**卵白部**　　卵白部は、卵白、カラザ、カラザ層から構成されている。

（a）　**卵白**　　卵白は、外側から、外水様卵白、濃厚卵白、内水様卵白の順で構成されており、新鮮な卵は粘性の高い濃厚卵白が多い。卵が新しいうちは炭酸ガスを多く含んでいるため卵白が黄色く見えるが、数日経過すると、濃厚卵白が水様化し、割卵すると卵白も卵黄も広がってしまう。濃厚卵白が水様卵白より粘性が高いのは、濃厚卵白にタンパク質であるオボムチンが多いためである。オボムチンは卵白の泡立ちに大きく関与している。

（b）　**カラザ層、カラザ**　　卵黄膜の外側を薄い膜で覆っている網目状の繊維からなるカラザ層と、その両端から鋭端側と鈍端側にねじれた形で紐状に伸びているカラザがある。カラザは、抗菌作用のない卵黄を、衝撃から守り、抗菌作用のある卵白の中央になるように調節し、微生物による汚染から守る働きをしている。溶菌性酵素のリゾチームを多く含んでいる。

（3）　**卵黄部**　　卵黄部は、黄色卵黄と白色卵黄からなり、これらがラテブラを中心に交互に同心円状の層を形成している。ラテブラは、厚さ 0.15 mm の卵黄膜に包まれ、卵黄の中央部分に直径5 mm ほどで存在し、卵黄表面の胚部分までラテブラの首でつながっている。鮮度が低下すると、卵黄膜は弱くなり、卵黄は壊れやすくなる。

2）鶏卵の成分

　鶏卵は、表 3-11 に示す通り、栄養に優れた食品であるが、ビタミン C は鶏が体内で合成可能なため、含量は 0 となっている。

（1）　**タンパク質**　　全卵は良質なタンパク質の供給源で、アミノ酸スコアは 100 である。

　卵黄と卵白の主要タンパク質が異なり、それが加工性に影響を与えている（表 3-12、3-13 参照）。

　卵白の主要タンパク質は、オボアルブミンで、その他、オボトランスフェリン（コンアルブミン）、オボムコイド、オボムチン、リゾチーム、オボグロブリンなどからなる。オボアルブミンは卵白タンパク質の 50 ％以上を占め、卵白の熱凝固の主体となっている。オボトランスフェリンは約 12 ％を占め、鉄結合部位をもっている。オボムコイドは約 11 ％を占め、耐熱性の糖タンパク質であり、トリプシンインヒビターとして知られている。しかし、ヒトのトリプシン活性は阻害しない。オボムチンは、巨大な糖タンパク質で、不溶性と可溶性の 2 種があり、濃厚卵白に多く、粘度の要素となっている。また、オボムチンは、卵白の泡沫安定性を高める働きがある。リゾチームは、一部のグラム陽性菌の細胞壁を溶解する酵素をもつため、卵殻内に侵入した菌を殺菌する抗菌作用をもつ。

　オボアルブミンやオボムコイドなどは、卵アレルギーの原因物質といわれ、オボアルブミンは加熱により抗原性が低下する（症状が出にくくなる）が、オボムコイドは、熱や消化酵素の影響を受けにくいため、加熱してもアレルギー症状を起こすといわれている。

表 3-11 鶏卵の成分

(可食部 10g あたり)

食品名	エネルギー (kcal)	水分 (g)	たんぱく質		コレステロール (mg)	脂質 (g)	差引き法による利用可能炭水化物 (g)	食物繊維総量 (g)	炭水化物 (g)	灰分 (g)	無機質							
			アミノ酸組成によるたんぱく質 (g)	たんぱく質 (g)							ナトリウム (mg)	カリウム (mg)	カルシウム (mg)	マグネシウム (mg)	リン (mg)	鉄 (mg)	亜鉛 (mg)	銅 (mg)
鶏卵 全卵 生	142	75.0	11.3	12.2	370	10.2	3.4	0	0.4	1.0	140	130	46	10	170	1.5	1.1	0.05
鶏卵 卵黄 生	336	49.6	13.8	16.5	1,200	34.3	4.2	0	0.2	1.7	53	100	140	11	540	4.8	3.6	0.13
鶏卵 卵白 生	44	88.3	9.5	10.1	1	Tr	1.7	0	0.5	0.7	180	140	5	10	11	Tr	0	0.02

食品名	ビタミン																		食塩相当量 (g)
	ビタミンA		ビタミンD (mg)	ビタミンE				ビタミンK (μg)	ビタミンB$_1$ (mg)	ビタミンB$_2$ (mg)	ナイアシン (mg)	ナイアシン当量 (mg)	ビタミンB$_6$ (mg)	ビタミンB$_{12}$ (μg)	葉酸 (μg)	パントテン酸 (mg)	ビオチン (μg)	ビタミンC (mg)	
	レチノール (mg)	レチノール活性当量 (mg)		α-トコフェロール (mg)	β-トコフェロール (mg)	γ-トコフェロール (mg)	δ-トコフェロール (mg)												
鶏卵 全卵 生	210	210	3.8	1.3	0	0.5	0	12	0.06	0.37	0.1	(3.2)	0.09	1.1	49	1.16	24.0	0	0.4
鶏卵 卵黄 生	690	690	12.0	4.5	Tr	1.6	Tr	39	0.21	0.45	0	3.8	0.31	3.5	150	3.60	65.0	0	0.1
鶏卵 卵白 生	0	0	0	0	0	0	0	1	0	0.35	0.1	2.9	0	Tr	0	0.13	6.7	0	0.5

注）Tr：含まれているが最小記載量に達していない。（ ）の数字：推定値
出典）文部科学省『日本食品標準成分表 2020 年版（八訂）』

表 3-12 卵白の主要タンパク質とその性質

タンパク質	含量（%）	性質
オボアルブミン	54	卵白の熱凝固性、卵白の起泡性
オボトランスフェリン	12～13	鉄結合性、卵白の起泡性
オボムコイド	11	耐熱性の糖タンパク質、トリプシンインヒビター
オボムチン	1.5～3.5	濃厚卵白に多い粘性の糖タンパク質、卵白の泡沫安定性
リゾチーム	3.4～3.5	細菌細胞壁の溶菌性、オボムチンとの複合体で卵白の泡沫安定性に寄与
オボグロブリン	8	卵白の起泡性
アビジン	0.05	ビオチン結合性
その他	7～10	その他のタンパク質：オボインヒビター、オボフラボプロテイン、オボマクロプロテイン、シスタチン

　卵黄の主要タンパク質は低密度リポタンパク質（LDL）で、その他、高密度リポタンパク質（HDL）、リベチン、ホスビチンなどからなる。LDL は卵黄タンパク質の約 65 % を占め、約 90 % の脂質を含み、卵黄の乳化性に関与している。HDL は卵黄タンパク質の約 16 % を占め、脂質含量は約 20 % と LDL に比べて低く、リンタンパク質であるリポビテリンからなる。リベチンは、水溶性タンパク質で、α、β、γ の 3 種に分類される。ホスビチンは、リンを含む水様性タンパク質で、ホスホセリンを多く含み、二価の金属と結合しやすく、特に銅や鉄と強い結合を示す。

表 3-13　卵黄の主要タンパク質とその特徴と性質

タンパク質	含量（%）	特徴・性質
低密度リポタンパク質（LDL）	65	約 90 ％の脂質を含み、卵黄の乳化性に関与
高密度リポタンパク質（HDL）	16	約 20 ％の脂質を含み、リポビテリンからなる
ホスビチン	4	水様性のリンタンパク質で二価の金属と結合しやすい
リベチン	10	水様性タンパク質で α, β, γ に分類される
その他	5	その他：リボフラビン結合タンパク質など

(2)　**脂質**　脂質のほとんどが卵黄中に存在し、卵白にはほとんど含まれない。卵黄の脂質の主成分は、中性脂肪（トリアシルグリセロール）約 65 ％で、複合脂質（リン脂質）約 30 ％、コレステロール約 5 ％、その他微量のコレステロールエステルやカロテノイドからなる。リン脂質は、リポタンパク質とともに、LDL や HDL の形成に関わっており、ホスファチジルコリン（レシチンの一種）約 80 ％とホスファチジルエタノールアミン約 20 ％からなる。ホスファチジルコリンは、乳化作用（水と油を混ぜ合わせる）により、コレステロール増加抑制や脂溶性ビタミンの吸収を助ける働きのほか、酸化防止作用や保水作用などもある。

　卵黄脂質中の脂肪酸組成を見ると、オレイン酸 (18:1) 43 ％、パルミチン酸 (16:0) 25 ％、リノール酸 (18:2) 13 ％、ステアリン酸 (18:0) 9 ％などであり、不飽和脂肪酸の割合が高い。

　卵のコレステロールは、卵 1 個（50 g とする）を摂取すると、185 mg/100 g である。日本人の食事摂取基準 (2020 年版) では、コレステロールの目標値は設定されていないが、脂質異常症の重症化予防の目的から、200 mg/日未満にとどめることが望ましいとされている。

(3)　**その他の成分**　炭水化物は、卵白中に 0.5 ％ほど含まれ、そのほとんどがグルコースである。

　無機質のカルシウム、リンや鉄は卵白より卵黄に多く含まれている。しかし、卵黄中の鉄は、ホスビチンと強く結合するため、吸収率はよくないといわれている。卵殻の成分は約 95 ％が無機質で、そのうちの約 98 ％がカルシウムであるため、粉末にし、カルシム強化食品の材料に利用されている。ビタミンのうち、卵白、卵黄ともにビタミン C は含まれていない。ビタミン A、E、K、B₁、B₆、葉酸などほとんどのビタミンで卵白より卵黄に多く含まれている。

(4)　**色素成分**　卵黄の黄色色素は、カロテノイド色素のルテイン、ゼアキサンチン、β-クリプトキサンチン、β-カロテンなどであり、これらの色素は体内で合成できないため、飼料に由来する。飼料中の色素成分の配合により、卵黄の色を調整することが可能で、緑草やトウモロコシなどは黄色、パプリカなどは赤色を強めることができる。また、卵白の淡黄色は、ビタミン B₂ によるものである。

3）卵の鮮度評価

　産卵後の鶏卵は、クチクラに覆われているため、水分の蒸散や微生物の侵入を防ぐことができる。クチクラがはがれると、卵内の二酸化炭素が気孔[14]を通じて外部に放出され、卵白の pH が上昇し、濃厚卵白を形成するタンパク質に変化が起こり、卵白が水様化する。また、内容物の収縮により空気が引き込まれ、産卵後はなかった気室が作られる。その後、気孔から水分が蒸散し、気室が大き

---

14 気孔：表面にある小さな穴のこと。

表 3-14　卵の鮮度評価方法

	鮮度判定		方法	判定
外観検査	透過検査	透視検卵法	鶏卵に透過光をあてて内部を観察する方法	新鮮：回転させても卵黄が中央。卵黄の輪郭が見えにくい。 鮮度低下：卵白が液状化。卵黄の位置も形も動きやすい。 腐敗：視野が暗くなり、透視が困難。
	比重検査	塩水選別法	6％の食塩水に卵を入れて、比重の違いによる卵の浮き沈みにより判定する方法	産卵直後：横向きに沈む。 新鮮：鈍端を上にして沈む。 鮮度低下：鈍端を上向きにしながら浮く。 腐敗：鈍端が水面から出るほど浮く。
割卵検査	卵黄係数		鶏卵を割卵し、卵黄の高さと直径から卵黄係数を求め、鮮度を判定する方法	【式】卵黄係数＝卵黄の高さ（Hmm）／卵黄の直径（Dmm） 新鮮：卵黄係数 0.44〜0.36。 鮮度低下：卵黄係数は鮮度低下に伴い低下する。
	ハウユニット（HU）		卵黄の高さと鶏卵の重さから求めた数値により鮮度を判定する方法	【式】$HU = 100 \log (H - 1.7 W^{0.37} + 7.6)$ 　　　H：濃厚卵白の高さ（mm）　W：鶏卵の重さ（g） 新鮮：HU 86〜90。 鮮度低下：HU 60 以下。

6％食塩水（水1Lに塩60g）

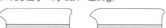
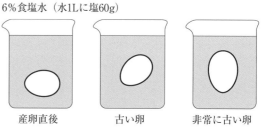

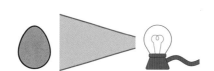

図 3-17　鶏卵の透過検査（透視検卵法）　　図 3-18　卵の比重検査（塩水選別法）

くなることで、卵重量や比重が減少する。さらには、卵黄膜の脆弱化なども起こる。このように産卵後から起こる品質の低下を評価するため、表3-14のように、様々な鮮度評価の方法が用いられている。

（1）　透過検査（透視検卵法）　　鶏卵に透過光をあて、内部を観察する方法である（図3-17）。

（2）　比重検査（塩水選別法）　　比重 1.027 となる 6 ％食塩水（食塩 60 g／水 1 L）に卵を入れ鮮度を判定する方法である（図3-18）。鮮度が落ちると気室が大きくなり、比重が軽くなることから、新鮮卵（比重 1.08〜1.09）で沈み、古い鶏卵（比重 1.02 以下）で浮く。

（3）　割卵検査

（a）　卵黄係数　　新鮮卵は割卵した際、濃厚卵白により卵黄周辺が盛り上がり、高さが高くなっている。鮮度が低下すると、濃厚卵白の粘度が低下し卵黄が扁平になり、高さが低くなり、広がる。この性質を利用して、鮮度を判定する方法。

（b）　ハウユニット（HU）[15]　　アメリカのレイモンド・ハウ氏が考案した方法である。HU は、「ハウ単位」ともいい、平板上に割卵して濃厚卵白の高さと、卵の重さを公式にあてはめて求めた値である。HU 換算表を用いて求めることもできる。濃厚卵白の高さが劣化とともに低くなっていくこ

15 ハウユニット：ハウユニットの基準は 72 以上が AA、60〜72 未満が A、31〜60 未満が B、31 未満が C である。アメリカ農務省の規格で、日本でも利用されている基準である。

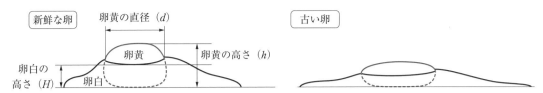

鮮度の異なる割卵の断面図。新鮮な卵は卵黄と濃厚卵白が盛り上がっており、直径は小さいが、古い卵は濃厚卵白が減少し、卵黄がつぶれて低くなり、直径も大きくなる

図 3-19　割卵検査（卵黄係数、ハウユニット）

出典）津田謹輔・伏木亨・本田佳子監修『Visual 栄養学テキスト　食べ物と健康 II　食品学各論―食品の分類・特性・利用』中山書店、2018 年、p.61

とで鮮度を判定する方法。数値が大きいと「新鮮」とみなされ、鮮度低下とともに低下する。HU値が 60 以上であれば、鮮度に問題ないが、60 以下では古い卵とみなされる（図3-19）。

4）卵の賞味期限と規格

（1）賞味期限　鶏卵はサルモネラ属の細菌の一種（SE）に汚染されることがある。鶏卵がSEで汚染される経路は、卵殻表面に付着した糞便等に存在する SE が卵内部に侵入する場合（on egg 汚染）と、SE に感染している鶏の卵巣や卵管にいる SE が卵の形成過程で内部に取り込まれる場合（in egg 汚染）がある。通常の流通過程では、パックに詰められる前に卵殻の洗浄・殺菌が実施されているため、on egg 汚染は除去される。それに対して in egg 汚染は、卵内部の汚染のため、洗浄・殺菌しても取り除かれない。しかし、もともと鶏が感染しないように飼育方法を工夫することによって、SE 感染率を下げる努力がされている。

　鶏卵の賞味期限は、生食できる期限を表している。自宅での「冷蔵保存」（10℃以下）が前提の殻つき卵の賞味期限は、万一、卵内にサルモネラ菌[16] が存在し「生食」しても問題が生じない期限を表示することとされ、産卵後、夏期（7～9 月）16 日以内、春秋期（4～6 月、10～11 月）25 日以内、冬季は（12～3 月）57 日以内とされている。実際には、パック詰め後 2 週間（14 日）程度を、年間を通した賞味期限としている場合が多い。

（2）規格　鶏卵の規格は農林水産省の鶏卵規格取引によって表 3-15 の通り定められている。SS～LL まで 6 種類あり、サイズによりラベル（色）が分けられている。この規格にあてはまらない重量や、サイズの異なるミックスパックなどは、規格外となる。また、卵殻の色には、白、赤などがあるが、鶏の種類などによる違いであり、栄養成分には関係がない。

表 3-15　卵の規格

サイズ	ラベル色分け	重さ（1 個）
LL	赤	70 g 以上 76 g 未満
L	橙	64 g 以上 70 g 未満
M	緑	58 g 以上 64 g 未満
MS	青	52 g 以上 58 g 未満
S	紫	46 g 以上 52 g 未満
SS	茶	40 g 以上 46 g 未満

出典）鶏卵規格取引要綱

5）卵の調理性

　卵には、乳化性、凝固性および結着性、泡立ち性（起泡性と気泡安定性）があり、これらの特性は、様々な調理、食品に利用されている。

（1）乳化性　乳化（エマルション）とは、卵黄などが、乳化剤として水と油の間を取り持ち、混

---

16 サルモネラ菌：動物の消化管に生息。口から体内に菌が入り 5～72 時間後に下痢や腹痛、嘔吐、発熱（38～40℃）などの症状を呈する。発育温度は 10℃以上で、発育至適温度は約 37℃。十分な加熱で死滅する。

ざることをいう。乳化には、油が水に分散する水中油滴型（O/W型）と、水が油に分散する油中水滴型（W/O型）があり、代表的な加工品は下記の通りである。

・水中油滴型（O/W型）：生クリーム、マヨネーズ、牛乳

・油中水滴型（W/O型）：バター、マーガリン

卵黄と卵白は、どちらも乳化性を示すが、卵黄の乳化性が高く、卵黄のLDLとLDLに含まれるホスファチジルコリン（レシチン[17]）が関与しており、マヨネーズの原料となる油と酢（水分）が乳化するのは、卵黄によるものである。

(2) 熱凝固性[18] および結着性　熱や酸、アルカリにより凝固する性質である。鶏卵は、タンパク質を多く含み、加熱によって凝固し、加熱時間と温度、タンパク質の濃度と性質、pHなど様々な影響を受ける。

卵白は、約57℃から粘度が増し、58℃で白濁、62℃でゲル状となり、80℃で完全固化する。卵黄は、65℃からゲル化が始まり、70℃で完全固化する。この卵白と卵黄の熱凝固温度の違いを利用して、65〜70℃のお湯に20分程度浸けておくことで温泉卵が作られる。

また、酸性（pH2以下）やアルカリ性（pH12以上）でも凝固する性質があり、酸性を利用してポーチドエッグ、アルカリ性を利用してピータン（皮蛋）が作られる。

(3) 泡立ち性（起泡性と気泡安定性）　全卵、卵黄、卵白はいずれも攪拌により泡立つ性質があるが、特に卵白の起泡性が高い。卵白を激しく攪拌することにより、卵白中の気泡が分散されて安定した泡（メレンゲ）が形成される。オボトランスフェリンやオボグロブリンは起泡性に優れ、オボム

表3-16　卵の一次加工品の特徴と用途

種類	加工方法、特徴	加工品	使用用途
液卵（液状卵）	鶏卵を割卵して卵殻を取り除き、中身だけを集めたもの。卵黄の形状を残したものを「ホール液卵」、卵黄と卵白を溶き混ぜて均質化したものを「全液卵（液状全卵）」、卵黄と卵白を分離したものを「卵黄液（液状卵黄）」「卵白液（液状卵白）」と呼ぶ。これらに加糖・加塩したものも用いられる。	ホール液卵、液状全卵、液状卵黄、液状卵白	マヨネーズ、製菓、製パン、製麺など。医薬品のカプセル（卵白液）など
凍結卵	液卵を−30℃以下で急速に凍結させたもの。卵白の粘度が低下するため、起泡性の低下、卵黄のゲル化などの凍結変性が起きる。卵黄のゲル化防止のため、凍結前に10％程度のショ糖や3〜5％程度の食塩を加える。	凍結全卵・加糖加塩凍結卵・凍結卵白・加工凍結卵	茶碗蒸し、プリンなど
乾燥卵	液卵から水分を除去し、噴霧乾燥などにより、粉末状やフレーク状にしたもの。乾燥粉末卵白を製造する際、卵白内のブドウ糖が保存中の変色などの原因となるため、脱糖処理が行われる。	乾燥全卵・乾燥卵白・乾燥卵黄	大量調理、製菓、製パン、麺類など
濃縮卵	卵白では「逆浸透圧法」「限界ろ過法」、全卵では「加温減圧法」により製造される。	加糖濃縮全卵・加糖濃縮卵白、加糖濃縮卵黄	製菓など

---

17 レシチン：以前はホスファチジルコリンの別名だったが、現在は他のリン脂質を含む脂質を総称してレシチンと呼んでいる。

18 熱凝固性：ゆで卵の卵黄が黒くなる理由は、卵の加熱時間が長いと、卵白に含まれるシスチン（アミノ酸）が加熱により硫化水素を発生し、卵黄に含まれる鉄と結びつき、硫化第一鉄となるからである。そのため、卵黄と卵白の触れる部分が黒くなる。

表 3-17　卵の二次加工品の特徴と用途

種類	加工方法、特徴	使用用途
ピータン（皮蛋）	紅茶葉（またはその煎じ汁）、草木灰、生石灰、塩、炭酸ナトリウムを混ぜてペースト状（アルカリ性）にし、これを卵の殻に 1 cm ほどの厚さに塗りつけ、さらに籾殻（もみがら）をまぶして 25〜35℃で約 50〜60 日間密閉しておく。卵白は透明感のあるゲル状となり、卵黄は暗緑色となる。硫化水素臭とアンモニア臭が製品をスライスした直後に強く感じられるが、しばらくすると皮蛋が本来もつ豊潤な味となる。	中華料理の前菜など
燻製卵	ゆで卵をしょうゆやみりん、だしなどが入ったつけ汁に浸し、燻製にする。	
マイクロ波加工卵	マイクロ波加熱を行い、膨化乾燥を行ったもの。長期保存ができ、お湯で短時間に復元できる。	主にカップラーメンの具材やふりかけなど
ドラム加工卵	熱した円筒形ドラムの内側に液卵を塗布し、均一なシート状の薄焼き卵に仕上げたもの。	冷やし中華、ちらし寿司など
ロールエッグ	金太郎あめのような、長い円筒形のゆで卵。ロングエッグとも呼ばれる。卵黄と卵白の割合を均一にできる。二重の金属チューブの内側と外側の間に卵白液を充填して加熱・凝固させる。次いで内側のチューブを引き抜いて筒状の卵白の中に卵黄を充填、再び加熱・凝固し、真空包装・加熱殺菌後冷却して製造される。	主に輪切りにして販売。サラダやチルド麺類、ホテルなど

チンなどにより泡は安定する。新鮮な卵白は、濃厚卵白が多く、気泡性や泡沫安定性に優れており、製菓や製パンの材料として用いられる。また、卵白に砂糖を加えると粘性が高まり、泡立てにくくなるが、砂糖の高い保水性により、泡の安定性はよくなる。

6）卵の加工品

　卵は様々な加工食品に利用され、液卵、凍結卵、乾燥卵などの一次加工品と、卵の加工特性を利用した温泉卵、ピータン、マヨネーズなどの二次加工品がある。

　それぞれの主な加工品のその特徴と使用用途を表 3-16、3-17 に示す。

引用・参考文献
【肉類】
沖谷明紘編　1996 年『肉の科学』朝倉書店
齋藤忠夫・根岸晴夫・八田一編　2011 年『畜産物利用学』文永堂出版
津久井亜紀夫編　2005 年『管理栄養士・栄養士のための　食べ物と健康［食品学各論］』八千代出版
文部科学省　2020 年『日本食品標準成分表 2020 年版（八訂）』
一般社団法人食肉科学技術研究所　http://www.shokunikukaken.jp/
一般社団法人全国肉用牛振興基金協会　https://nbafa.or.jp/knowledge/foreign02.html
一般社団法人日本養豚協会　https://jppa.biz/story/breed/
独立行政法人家畜改良センター　http://www.nlbc.go.jp/
農林水産省「JAS 一覧」　https://www.maff.go.jp/j/jas/jas_kikaku/kikaku_itiran2.html
農林水産省「和牛等特色ある食肉の表示に関するガイドライン」　https://www.maff.go.jp/j/study/katiku_iden/06/pdf/ref_data2.pdf
農林水産省生産局畜産部　https://www.maff.go.jp/j/chikusan/kikaku/lin/pdf/nikugyu.pdf
【魚介類】
下橋淳子編著　2012 年『新版 食べ物と健康［食品学各論］』八千代出版
長尾慶子編著　2021 年『調理を学ぶ（第 3 版）』八千代出版
中添純一・山中英明編　2004 年『水産物の品質・鮮度とその高度保持技術』恒星社厚生閣
日本水産学会監修　2017 年『水産物の先進的な冷凍流通技術と品質制御—高品質水産物のグローバル流通を可能に』恒星社厚生閣

【乳類】

Holt, C., 1992, Structure and Stability of Bovine Casein Micelles, *Advances in Protein Chemistry*, 43, pp.63-151

青木孝良・水野礼・木村利昭・堂迫俊一　2017年「カゼインミセルの構造モデルと乳の加工」『ミルクサイエンス』66巻2号、日本酪農科学会、pp.125-143

栢野新市・水品善之・小西洋太郎編　2016年『栄養科学イラストレイテッド　食品学Ⅱ　食べ物と健康　食品の分類と特性、加工を学ぶ』羊土社

公益社団法人日本フードスペシャリスト協会編　2014年『3訂 食品の官能評価・鑑別演習』建帛社

杉田浩一・平宏和・田島眞・安井明美編　2017年『新版 日本食品大事典』医歯薬出版

瀬口正晴・八田一編　2016年『新食品・栄養科学シリーズ　食品学各論（第3版）』化学同人

独立行政法人家畜改良センター「牛個体識別全国データベース（令和3年8月度）」

農林水産省「チーズの需給表」

文藝春秋編　2001年『チーズ図鑑』文藝春秋

文部科学省　2020年『日本食品標準成分表2020年版（八訂）』

一般社団法人Jミルク　https://www.j-milk.jp/

【卵類】

太田英明・北畠直文・白土英樹編　2018年『食べ物と健康　食品の科学（改訂第2版）』南江堂

喜多野宣子・上村昭子・久木久美子　2020年『食べ物と健康Ⅱ（第2版）』化学同人

小西洋太郎・辻英明・渡邊浩幸・細谷圭助編　2021年『食べ物と健康　食品と衛生　食品学各論（第4版）』講談社サイエンティフィク

佐藤洋　2017年「安心して生卵を食べられる国」食品安全委員会

津田謹輔・伏木亨・本田佳子監修　2018年『Visual栄養学テキスト　食べ物と健康Ⅱ　食品学各論—食品の分類・特性・利用』中山書店

4 章

油　脂

　エネルギー産生栄養素の１つである「脂質」は、化学構造によって定義されることはない。糖質は、Cm(H₂O)n の一般式で表される。タンパク質は、ペプチド鎖のアミノ酸の配列（一次構造）などで規定される。これに対して、脂質は、水に溶けず、エーテル、ヘキサン、クロロホルムなどの極性の低い有機溶媒に溶ける物質と定義されている。つまり、水への溶解度によって定義されるため、特定の化学的、構造的な資質をもったものの総称ではない。

　このように厳密な「脂質」の定義がないため、「長鎖脂肪酸あるいは炭化水素鎖をもつ生物由来の分子」として定義されることもある。炭化水素とは、炭素原子と水素原子だけでできた化合物のことを指す。なお、脂質については日本食品標準成分表2020年版（八訂）の中で「飽和・不飽和等の脂肪酸の分析値を換算した『脂肪酸のトリアシルグリセロール当量』」と解説されている。

　この定義に基づいてさらに脂質の構造を分類すると、脂肪酸、トリアシルグリセロール、リン脂質、スフィンゴ脂質、ステロールなどに分類される。また、脂溶性ビタミン（ビタミン A やビタミン E など）やカロテノイド、テルペンなども含まれる。このように化学構造に規定がないことにより、多くの物質が含まれるため、大変複雑になってくる。このため、「脂質」は「脂質群」と考えた方が妥当である。

　脂質は、ヒトの60兆個の細胞１つひとつの細胞膜の構成要素である。また、高エネルギー（9 kcal/g）物質であるため、エネルギーの貯蔵機能を有し、さらには、代謝活性をコントロールするホルモンとしてなど、体内で重要な役割を果たしている。したがって、単純に高カロリーだから太るという誤ったイメージから過度な脂質の摂取を制限すると、生理不順や肌荒れなどにもつながる。正しい知識に基づいて脂質を摂取することは重要である。

❶　食用油脂について

　食用油脂は、植物性油脂と動物性油脂、そして加工油脂に大きく分けられる（表4-1）。植物性油脂は、主に植物の種子が原料でリノール酸やリノレン酸などの不飽和脂肪酸を多く含み、動物性油脂は、動物の脂肪が原料でパルミチン酸やステアリン酸などの飽和脂肪酸を多く含む。加工油脂は、動植物の油脂を原料にして用途に応じて加工されたもので、マーガリンやショートニングが代表的なもの

表 4-1　食用油脂の分類

植物性油脂	植物油	べにばな（サフラワー）油 ひまわり（サンフラワー）油 大豆油 なたね（キャノーラ）油 ごま油 とうもろこし（コーン）油 米ぬか油（米油） 綿実油など
	植物脂	パーム油 ヤシ油（ココナッツオイル）など
動物性油脂	動物油	魚油 鶏油（チーユ）など
	動物脂	牛脂 豚脂（ラード） バターなど
加工油脂		マーガリン ショートニングなど

出典）全国栄養士養成施設協会ホームページ

である。

❷ 食用油脂の製造と精製

　植物性油脂は、主に圧搾法と抽出法によって抽出される。圧搾法は、油分の多い原料に用いられることが多く、原料に圧力をかけて物理的に搾油が行われる。植物性油脂である、ナタネ油、ベニバナ油、ゴマ油などがこの方法で作られている。一方、比較的油分の少ない原料は抽出法で油が採られる。容器に食品添加物の揮発性溶剤を加えて、油分を溶剤に移行させる。これを連続的に行い、油脂が含有している溶剤を蒸留装置にて留去し、油を採る。これによって、原料残油は1％未満になる。逆に、圧搾法は原料残油が10～20％になるため、この残油を回収することを目的として抽出法を併用する場合がある。このように圧搾と抽出とを合わせて、圧抽法と呼ぶ。

　動物性油脂は、動物脂の場合、屠殺後の可食部を切り出した後に残る動物組織を加熱して、脂質を溶出させ精製するレンダリングを行う。一方、動物油（魚油）の場合は、原料からフィッシュミールを製造する過程で得られる。最初に原料を蒸煮し、固形分（プレスケーク）と液体（煮汁）に分け、この煮汁を遠心分離により油水に分けることで魚油を採る。

　なお、日本農林規格（JAS規格）では、油分の抽出に使用可能な溶剤として、食品添加物として認められているノルマルヘキサンが定められている。採られた原料油は、ガム質・遊離脂肪酸・色素・有臭物質・微細な夾雑物などの不純物が含まれているため、製品の使用目的に合わせてこれらを除去する（図4-1）。

1）脱 ガ ム

　採取したばかりの粗油にはリン脂質や粘物質などガム質と呼ばれる粘性物質が溶解している。リン脂質などの残存量が多い状態の粗油では、脱酸時に石鹸分などを取り除けなくなり、品質の劣化を招く。このため、原油に温水を加えて、リン脂質を水和させ、遠心分離機にかけて油と分離し、脱ガムを行う。一方、除去されたガム質は、真空乾燥機にて水分を乾燥してレシチンを製造するか、脱脂ミールに添加して無駄なくすべてを有効利用する。レシチンは、乳化を目的とした食品添加物として使用される。

2）脱 　 酸

　脱酸工程は、脱ガムにて除去できなかったリン脂質のほか、遊離脂肪酸を取り除く工程である。

　この時点で残存するリン脂質の多くは、非水和性リン脂質によるものであり、リン酸を添加して結合しているカルシウム、マグネシウム等の金属イオンを外し、水和性のリン脂質に変化させることでリン脂質を除去する。

　　リン脂質－Ca＋H_3PO_4→リン脂質＋$CaHPO_4$
　　（水溶性リン脂質）　　　　　　　　　　　　（リン酸水素カルシウム）

　一方、遊離脂肪酸はリン酸添加後に苛性ソーダを添加して中和を行い、脂肪酸ナトリウム（石鹸）に変えることで取り除く。

　　RCOOH＋NaOH → $RCOONa＋H_2O$
　　（遊離脂肪酸）　　　（石鹸）

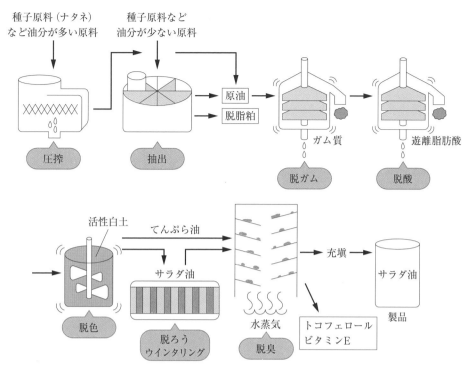

図 4-1　油脂の製造と精製

出典）油屋 .com
　　　http://www.abura-ya.com/kagaku/kagaku01.html より作成

　脱酸処理において、鉄などの微量金属や色素の一部も同時に除去される。ここで分離除去したものをソーダ油滓という。

3）脱　　色

　原油に天然の白土を加工した活性白土を加え、クロロフィルやカロテノイド系などの色素を吸着させて脱色する。色素類を吸着させた白土は、ろ過によって除去する。

4）脱ろう（ウインタリング）

　精澄を妨げる成分は、ろうであるため、サラダ油の製造にウインタリングは不可欠な工程となる。ろうの含量が多いベニバナ油やトウモロコシ油に対して行われている。脱ろうは、ろう分が固まるまで粗油を冷却し、析出したろうをろ過によって除去する。特にサラダ油は、日本農林規格によって、0℃で 5.5 時間清澄であることが定められている。

5）脱　　臭

　粗油に、有臭成分や揮発性成分を高温・高真空下で水蒸気蒸留の原理で除去する工程である。

❸　植物性油脂

1）オリーブ油

　地中海沿岸を代表する樹木であるオリーブの果実から油を採る。構成脂肪酸はオレイン酸が圧倒的に多く、植物油としてはめずらしくスクワレンが微量含まれている。果実の含油量は40〜60％で、圧搾法により採油する。圧搾で得られた油は、黄緑色を帯び、特有の香りを有し、精製などの操作を施さずにそのまま製品にされたものがエクストラバージンオイルと呼ばれる。

用途は幅広く、食用、化粧品用、薬用（第三類医薬品として日本薬局方にはオリーブ油がある）として用いられているほか、溶剤抽出された低品質なものは、石鹸の原料やオレイン酸の原料として使用される。

近年は、地中海料理のブームやオレイン酸の健康への機能性に関心がもたれているため、食品としての輸入・消費量が急増している。

2）サフラワー油（ハイオレイック、ハイリノール）

ベニバナの種から油を採る。オレイン酸が多い種類（ハイオレイック）と、リノール酸が多い種類（ハイリノール）がある。種子の殻をむいてから採油すると品質の低下が防止されるため、近年は、脱殻工程を行ってから圧抽法で採油されている。

特にリノール酸の血中コレステロール低下作用が認められ、動脈硬化症予防の意味からも健康によい食用油としての有用性に関心が高まっている。ただ、加熱に弱く酸化しやすいという欠点がある。一方、乾性性状を利用して工業用（塗料、印刷インク等）製品に利用される。

3）大　豆　油

大豆油はキャノーラ油と並び日本の食用油の中で汎用性が高い油脂である。大豆油は大豆から通常抽出法によって得られる半乾性油[1]である。揚げ油・サラダ油など直接的に使用され、また一部では硬化してマーガリン・ショートニングの原料として使用される。工業用としては半乾性の特色を生かして、ペイント・ワニス・リノリウム・印刷インクなどの製造、さらには、エポキシ化して可塑剤やアルキッド樹脂の製造に使用される。

抽出油からガム質を分離して大豆レシチンを採取する。この大豆レシチンは、食用および工業用の界面活性剤として用途が幅広い。さらに、精製して純度を高めたものは医薬分野でも使用されている油粕（大豆ミール）として飼料や醸造用にも使用される。

4）キャノーラ（ナタネ）油

オレイン酸を多く含む、不乾性のオイルである。オリーブ油と類似している。ナタネ油は、圧抽法または圧搾法によって採油され、脱酸・脱色・脱臭の通常の精製工程を経て食用とされている。

ナタネの在来種には、人体に有害なエルシン酸が50％程度含まれているため、食用油中のエルシン酸除去が最重要課題であった。しかし、その後、エルシン酸フリーの品種である「アサカノナタネ」「キザキノナタネ」が開発され、問題が解決されている。エルシン酸が1％以下になったため、オレイン酸が60％程度に増加し、けん化価[2]が最も低い植物性油脂であったが、その値は、大幅に変化した。

また、ナタネの品種改良により、オレイン酸をさらに高めたハイオレイックタイプやリノレン酸を低減させた低リノレンタイプの油脂が生産されている。調理用として汎用され、ドレッシング、炒め物、揚げ物など幅広く使用される。マーガリンやショートニングの原材料にもなる。このため、国内の消費量は第1位である。

---

1 半乾性油：リノール酸のトリグリセリドが多い脂質で、一般にヨウ素価100～130である。薄層にして数日間放置すれば、乾燥皮膜を形成する乾性油と全く形成しない不乾性油の中間の性質を示す。ナタネ油、ゴマ油、綿実油、大豆油などが分類され食用油として汎用されている油脂が多い。

2 けん化価：油脂1ｇを完全けん化するのに要する水酸化カリウム KOH の質量（mg）の値で表される。油脂中に不けん化物が存在すると、けん化価は低くなるが、けん化価が増えると脂肪酸の含量は多くなる。

5）トウモロコシ油

　リノール酸の含量が最も多い油脂である。胚芽から圧抽法で得られる半乾性油である。油脂を採油するための胚芽の分離は、ミールの製造の場合は乾式法で粉砕され、でんぷん製造の場合は湿式法で粉砕される。長鎖アルコールエステルからなるろうを微量に含むため、くもりを生じやすい。このため、精製工程で脱ろう処理を行う。

　食用油としては、熱安定性が高いため揚げ物に適しており、香ばしくカラッとした仕上がりで風味が長もちする。また、硬化油原料にもなり、マーガリン原料として使用される。

6）パーム油

　アブラヤシの果実から得られる植物油である。一方、アブラヤシの種子から得られるものがパーム核油である。植物油脂であるが、飽和脂肪酸であるパルミチン酸を多く含む。このため常温では固体である。

　パーム油は、β-カロテンを含むためオレンジ色を呈している。食用で使用される場合は、β-カロテンを残すようにすることが多いため、レッド・パーム油と呼ばれることがある。フライなどの加工用油脂やマーガリン、ショートニングに使用される。

7）パーム核油

　アブラヤシの胚乳を乾燥したもの（パームカーネル）を圧搾して得られる油である。パーム核油は、ラクトアイスやホイップクリーム、コーヒークリーム、チョコレート用油脂などに用いられている。

8）ゴ　マ　油

　ゴマの種から圧搾法または圧抽法で得られる半乾性油である。ゴマ油は不けん化物が多く、植物油脂にはほとんど含まれないリグナン類を含んでいる。特にセサモールとセサミンが含まれている。セサミンは、コレステロール低下作用、血圧抑制作用、肝臓保護機能などが報告されており、近年健康食品として着目されている。セサモールはフェノール性抗酸化剤であるので、ゴマ油は酸化安定性に優れている。

9）米　　油

　米ぬかから抽出法によって採油される。ビタミンＥが含まれるため加熱に対する安定性に優れている。また、多量のろうを含有しているため、精製工程には脱ろうが必要になる。ろうは融点が高いため、脱ろうの方法によって凝固のしやすさが異なってくる。このため、食用以外にも入浴剤・クレンジングオイル等に使用されている。

　また、原油中にはフェノール性物質であるオリザノール等の物質が含まれている。γ-オリザノー

コラム1　硬化油の必要性

　不飽和脂肪酸を多く含むことで比較的融点が低いために常温で液体となっている油脂に、水素添加（水添）を行い、二重結合を潰して飽和脂肪酸の割合を増加させ融点が高くなるため常温で固形化した油脂のことを硬化油という。これにより、油脂の稠度（ペースト状物質の硬さ・やわらかさ・流動性を表す指標）をコントロールすることが可能になる。

　例えば、寒いところでバターをパンに塗るのがうまくいかない経験をしたことがあるかと思う。これは、バターの稠度が低い、つまり硬いためである。逆にマーガリンは稠度が高いため、やわらかくパンに塗りやすい。しかし、実際に食品の大量生産を行う場合、稠度が製造工程に合わないだけで生産効率は大幅に落ちる。このため、適当な稠度を求めて硬化油が配合され、稠度が整えられる。

表 4-2　植物油脂の脂肪酸組成比

	飽和脂肪酸	不飽和脂肪酸		
		オレイン酸	リノール酸	リノレン酸
ベニバナ油（ハイオレイック）	7.4	79.1	12.6	0.3
ベニバナ油（ハイリノール）	9.5	14.3	75.4	0.6
トウモロコシ油	13.4	31.9	52.5	1.6
ヒマワリ油（混合油）	9.8	52.2	37.2	0.3
綿実油	22.6	18.7	56.9	0.5
大豆油	15.0	24.4	53.2	7.0
ゴマ油	15.4	39.9	44.0	0.3
米油	19.7	43.1	34.9	1.3
パーム油	49.8	40.0	9.5	0.2
パーム核油	81.4	16.3	2.5	―
ナタネ油（ローエルシック）	6.6	62.4	19.6	9.9
ナタネ油（ハイオレイック）	6.3	73.6	15.8	2.7

出典）公益財団法人日本油脂検査協会（令和 2 年に分析した JAS 格付サンプルおよび市場より買い上げた製品の脂肪酸組成）より参照

ルは、コレステロールの消化管からの吸収を抑え、血清コレステロールを低下させる作用が報告されている。

　米油は国産植物油脂として最も生産量が多く、品質も安定している。さらに、加熱安定性のよさおよび健康面からも着目されている。

10）カ カ オ 脂

　ココアバターとも呼ばれる、カカオ豆の脂肪分である。一般に、カカオリカーから圧搾法でカカオ脂は採油される。カカオリカーは、カカオ豆から外皮と胚芽を除去し、胚乳部分を発酵、乾燥、焙煎、磨砕の各工程で処理することで得られる。この時、液体のものをカカオリカー、冷却させ固化したものをカカオマスと呼ぶ。

　主に菓子（特にチョコレート）、薬品、軟膏、化粧品の原料として利用される。

11）綿 実 油

　綿実より圧抽法により採油される半乾性油である。原油は遊離脂肪酸、リン脂質や有毒色素ゴシポールを多く含有するため、脱酸工程にてアルカリを大量に使用するため他の植物性油脂と比較して精製損失が多く、精製した油脂が淡色になりにくい。

　また、ろうの含量も多いため、サラダ油、揚げ油として使用するためには脱ろう工程で処理する必要がある。ただ、綿実油は風味がよいため広く好まれる。また、脱ろう工程で得られた固体脂は綿実ステアリンと呼ばれ、マーガリン・ショートニングの原料になる。

12）ヒマワリ油（ハイオレイック）

　ハイオレイック品は酸化安定性が高く、感触も良好な食用油脂である。ヒマワリ種子から脱穀、後に圧抽法によって採油される半乾性油である。精製が極めて容易で、精製損失は少ないのが特徴である。

　サラダ油や調理用油として好んで用いられるほか、水素添加してマーガリンやショートニングに用いられる。

④ 動物性油脂

1）牛　　脂

　牛脂は、食用として牛の脂を精製した油脂のことを指す。ただし、食品学的には精製牛脂を、脂肪組織、筋肉、骨の部位から低温で抽出した脂肪をヘット、内臓から抽出した脂肪をプルミェジュとして区別される。日本で精製された牛脂は内臓脂肪を含むものが多い。一方、国内の肉業界では、ロース肉についている背脂、乳房付近のチチカブ、腎周囲についているケンネといわれる3種類の牛脂に区別される。特に、ケンネ脂は、手で握ると崩れやすいやわらかい脂で、ハンバーグを作る時に細かく刻んで混ぜて一緒に捏ねるとおいしく出来上がる。

　牛脂の大きな需要としては、揚げ油とカレールーである。しかし、現在では惣菜などの揚げ油は牛脂100％からパーム油との調合油に切り替わり、カレールーもBSE問題以降、パーム油に切り換えられ、その需要は年々減少傾向にある。

2）ラ　ー　ド

　ラードとは、基本的に豚の背脂のことを指す。精製したラードには2種類あり、100％豚脂のものを純製ラード、豚脂に牛脂、パーム油などをブレンドしたものを調製ラードと呼ぶ。

　ラードの特徴は、コクを出させ、おいしさを引き立たせる独特の風味があることである。また、豚脂に含まれる香気成分がうま味を増長させる。そのため、主にフライやラーメンのスープなど油の風味を大切にする食品によく使用される。ラードは、牛脂より融点が低い。すぐに液状になるので、料理に混ぜ込みをする時などに使いやすく、ジューシーでコクのある料理が仕上がる。

3）魚　　油

　魚油は、原料となる魚（イワシ、サバ、スケトウダラ等）を煮熟し、煮汁の中から油を分離したものである。または、フィッシュミールの製造時に得られる、煮汁から油を分離することでも製造できる。同時にまた、魚の肝臓だけを原料にして作られた油を肝油と呼ぶ。

　魚油の用途は、水素添加を行い硬化油としてマーガリン、ショートニングの原料として古くから使われ、最近では水産養殖魚の飼料に多くが使われている。さらに魚油中の脂肪酸に多く含まれるエイコサペンタエン酸（EPA）やドコサヘキサエン酸（DHA）は、血栓防止効果、血中の中性脂質低減効果が報告され、健康食品として、近年は注目を集めている。

　Sustainable Development Goals（2015年9月・国連サミット）において、14.4にて水産資源を、実現可能な最短期間で少なくとも各資源の生物学的特性によって定められる最大持続生産量のレベルまで回復させるため、2020年までに、漁獲を効果的に規制し、過剰漁業や違法・無報告・無規制な漁業および破壊的な漁業慣行を終了し、科学的な管理計画を実施する、と定めている。このため、SDGsを達成しながら原料を確保することが重要な課題になってくる。

⑤ 加 工 油 脂

1）バ　タ　ー

　バターは、牛乳から作られる。牛乳の中には脂肪分が含まれ、乳脂肪が膜に包まれた細かな粒子となって浮遊している状態である。この脂肪の粒を集めて固め、練り上げて作られたものがバターである。練り上げる工程の中で、乳脂肪を覆っている膜が破れて乳脂肪が出てくる。脂肪にはカロ

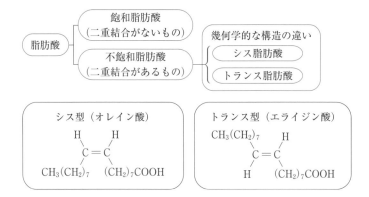
テン類が含まれているため、バターはカロテン類に由来する黄色を呈している。バターは、厚生労働省の乳等省令によって「生乳、牛乳又は特別牛乳から得られた脂肪粒を練圧したもの」と定義されている。練圧することで相転移が起き、水中油滴型から油中水滴型になる。

　1箱分のバター（200g）を作るのに、約4.4Lの牛乳を必要とする。バターの成分の80％以上は乳脂肪であるが、バターの脂肪は食用油脂の中でも消化がよく、効率的にエネルギーに変えることができる。また、ビタミンAを豊富に含んでいるのが特長である。そのほかにもビタミンD、ビタミンEなどが含有されている。

2）マーガリン

　マーガリンは、精製した油脂に粉乳や発酵乳、食塩、ビタミンなどを加えて乳化し、練り合わせた加工食品である。原料となる油脂としては、主に大豆油、ナタネ油、コーン油、パーム油、ヤシ

表4-3　マーガリンとバターの違い

	マーガリン	バター
原料	植物性・動物性の油脂	牛乳
形状	やわらかく、なめらか	硬めの質感
バリエーション	カロリーハーフのものやチョコレート、ガーリックなど風味をつけたもの	発酵させた牛乳で作った発酵バターやお菓子用の食塩無添加タイプなど

油、綿実油、ヒマワリ油など植物油が60％強を占めている。動物性油脂や魚油なども使用されている。また、稠度に合わせて不飽和脂肪酸に水素添加を行うことで二重結合が飽和状態になり、液体油脂の融点が上昇して常温下固体となることで、料理等や製品の製造時に扱いやすくなる。

日本農林規格では「マーガリン類」の中にマーガリンとファットスプレッドが含まれている。油脂含有率が80％を超えるものがマーガリン、80％未満がファットスプレッドと呼ばれる。ファットスプレッドは、油分が少なく、水分の割合が多いためカロリーが少なく、やわらかいためパンに塗りやすいのが特長である。

マーガリンは、時間が経つにつれ表面が黄ばんでくる。これは、マーガリンの表面の水分が蒸散して乾燥することでβ-カロテンの色が濃くなって見えるためである。きちんと保存していれば風味に影響を及ぼすことはない（表4-3）。

3) ショートニング

植物油を原料とした、常温で半固形状（クリーム状）の、食用加工油脂である。一般的には、マーガリンから水分と添加物を取り除いた高純度の油脂と考えてよい。焼き菓子やパンに練り込んで使うために開発され、バターやラードの代用として利用される。物性は、常温でも伸びがよく、生地への混ざりやすさなどに優れているため、クッキーやビスケットなどでは、サクサク、ポロポロとした軽い食感を出すことができる。

もともとショートニングの語源は、「さっくり」や「パリッ」という食感を表す意味の英語形容詞"short"に由来している。

引用・参考文献

油屋.com　http://www.abura-ya.com/kagaku/kagaku01.html
公益財団法人日本油脂検査協会　http://www.oil-kensa.or.jp/
全国栄養士養成施設協会　https://www.eiyo.or.jp/
農林水産省「トランス脂肪酸」　https://www.maff.go.jp/j/syouan/seisaku/trans_fat/t_kihon/trans_fat.html

5 章

調味料・香辛料・嗜好飲料・菓子類

① 調 味 料

調味料は、食品や料理に味をつけ、嗜好に適した状態にするために加えるもので塩味、甘味、酸味、うま味が主体となる。

最も古くから利用されてきた調味料は食塩で、日本では奈良時代にはすでにしょうゆのもとである醬や味噌、酢、水あめなどが使われ、酥、酪などの乳製品も調味に使われていた。

1）食　塩

食塩は人類最古の調味料の1つで、生理的にも嗜好性からもヒトに欠かせないものである。塩味の付与のほか、防腐作用、脱水作用、タンパク質の変性（グルテンの生成、筋肉タンパク質の可溶化など）、酵素作用の抑制など多くの機能をもち重要な役割を果たしている。

日本では 1905 年に塩専売法が敷かれ、食塩は日本専売公社によって製造・販売されてきたが、1997 年 4 月には塩専売制が廃止され、塩事業法が施行されることになった。これによって財団法人塩事業センターが設立され、民間企業でも塩の製造・販売が行えるようになり、2002 年 4 月からは塩の製造、輸入、卸売も登録・届出の必要がなくなった。

食塩の原料は主に海水と岩塩である。日本の食塩のほとんどは海水からイオン交換膜による電気透析法で製造されている。食塩の主成分は塩化ナトリウムで、不純物として塩化カルシウム、塩化マグネシウム、塩化カリウム、硫酸カルシウム、硫酸マグネシウムなどが含まれる。食卓塩には吸湿して固結するのを防止するために炭酸マグネシウムが添加されている。

最近は、天日塩や岩塩などミネラルを多く含み、まろやかな塩味をもつ食塩も多く市販されている。また、高血圧などでナトリウム摂取を制限された病者用の食用塩として、塩化ナトリウム以外の塩が 25 % 以上含まれる低ナトリウム塩もある（表 5-1）。

表 5-1　食塩の種類と規格

種類	NaCl 含量	粒度	その他
食卓塩	99.0 % 以上	500〜297 μm85 % 以上	塩基性炭酸マグネシウム基準 0.4 %
クッキングソルト	99.5 % 以上	210〜500 μm85 % 以上	塩基性炭酸マグネシウム基準 0.15 %
特級精製塩	99.8 % 以上	500〜177 μm85 % 以上	マヨネーズ・バターに使用
精製塩	99.5 % 以上	500〜177 μm85 % 以上	ハム・ソーセージ・スープの素に使用
食塩	99.0 % 以上	590〜149 μm80 % 以上	味噌・調味用
並塩	95.0 % 以上	590〜149 μm80 % 以上	味噌・漬け物用
漬け物塩	95.0 % 以上	平均 800 μm 程度	リンゴ酸基準 0.05 % クエン酸基準 0.05 %

出典）下橋淳子編著『新版 食べ物と健康［食品学各論］』八千代出版、2012 年、p.162、表 5-3

2）甘　味　料

　甘味はヒトが本能的に好む味である。食品中に存在する甘味物質は、糖質系甘味料と非糖質系甘味料に大別される（表5-2）。

（1）糖質系甘味料

　（a）**砂糖**　　砂糖の原料はほとんどがカンショ（サトウキビの茎）とビート（テンサイの根）であり、甘味成分はショ糖である。砂糖には、製造法によって多くの種類がある。

　砂糖は、甘味を付与するだけではなく、食品の水分活性を低下させて保存性を高めるほか、でんぷんの老化防止にも有効である。さらに食品のゲル化やタンパク質の熱凝固抑制、発酵促進、アミノ・カルボニル反応やカラメル化による食品の褐変などにも関わり、その特性は食品の調理加工上広く利用されている。

　（b）**ハチミツ**　　ハチミツは、ミツバチが花から集めた蜜を分離したもので、花の種類によって色、味、香りが異なる。市販のハチミツには天然ハチミツと還元糖を加えた加糖ハチミツがある。甘味成分は主にグルコースとフルクトースで、フルクトースがやや多い。花の蜜のショ糖がミツバ

表5-2　主な甘味料の分類

分類			主な甘味料
糖質系甘味料	天然甘味料		砂糖（ショ糖）・ブドウ糖・果糖・麦芽糖・ハチミツ・メープルシロップ・トレハロース・異性化糖・転化糖
	オリゴ糖		フラクトオリゴ糖・ガラクトオリゴ糖・キシロオリゴ糖・乳果オリゴ糖・大豆オリゴ糖・分岐オリゴ糖・パラチノース・カップリングシュガー
	糖アルコール		ソルビトール・マルチトール・マンニトール・キシリトール・エリスリトール
非糖質系甘味料	天然甘味料	配糖体	ステビオシド・グリチルリチン・フィロズルチン
		タンパク質	ソーマチン（タウマチン）・モネリン
	人工甘味料		アスパルテーム・サッカリンナトリウム・サッカリン・アセスルファムカリウム・スクラロース

出典）下橋淳子編著『新版 食べ物と健康［食品学各論］』八千代出版、2012 年、p.163、表 5-4

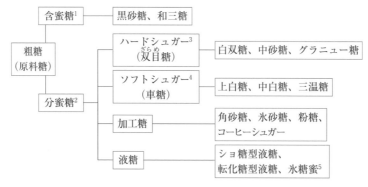

注1）砂糖の結晶と結晶していない糖液（蜜）を分離していない砂糖
注2）蜜を分離した砂糖
注3）水分含量が少なく結晶の大きな砂糖
注4）水分がやや多く転化糖を1%程度含む結晶の小さな砂糖
注5）氷砂糖をとった残りの糖液

図 5-1　砂糖の分類

出典）澤野勉原編著、高橋幸資新編編著『新編 標準食品学 各論［食品学Ⅱ］』
　　　医歯薬出版、2018 年、p.223、図 5-1

チの分泌物中の酵素（インベルターゼ）により分解され転化糖に変化した天然甘味料である。

(c)　**オリゴ糖**　　オリゴ糖は、2～10 個程度の単糖がグリコシド結合したものである。オリゴ糖には腸内菌叢の改善効果やう蝕（虫歯）予防効果、ミネラル吸収促進作用などの生理機能をもつ新しい甘味料が多く、特定保健用食品とされているものも多い（表5-3）。

(d)　**糖アルコール**　　還元糖のアルデヒド基を還元して作られるため、化学的に安定で加熱による着色が少ない。難消化性で吸収されにくいため、低カロリー甘味料や血糖値の上昇を抑える特定保健用食品、抗う蝕性の甘味料としても利用されている（表5-4）。

(2)　非糖質系甘味料

(a)　**配糖体**　　キク科の植物ステビアの葉に含まれる甘味成分ステビオシド、マメ科の植物甘草

表 5-3　オリゴ糖の原料および甘味度・特徴

名称	原料	甘味度 （ショ糖 100）	特徴
フラクトオリゴ糖	ショ糖	30～60	整腸効果、低う蝕性、脂質異常症改善効果 高温・酸性条件で分解することもある ショ糖に近い淡い甘味
ガラクトオリゴ糖	乳糖	20～25	整腸効果、低う蝕性、耐熱性、耐酸性 母乳中に微量存在 淡泊でくせのない上品な甘味
キシロオリゴ糖	キシラン	40～50	難消化性 加熱による着色効果
乳果オリゴ糖 （ラクトスクロース）	乳糖・ショ糖	55～70	整腸効果 ショ糖とほとんど同じ甘味特性
大豆オリゴ糖	大豆ホエー	70	整腸効果
分岐オリゴ糖 （イソマルトオリゴ糖）	でんぷん	30～55	整腸効果、難発酵性、保湿性、耐熱性、耐酸性、塩なれ効果、 でんぷんの老化防止 まろやかな甘味
パラチノース	ショ糖	40～50	抗う蝕性、血糖上昇抑制効果、耐酸性 低エネルギー、う蝕予防代替甘味料 まろやかな甘味
カップリングシュガー	でんぷん・ ショ糖	60	低う蝕性、保水性大、耐熱性、耐酸性、う蝕予防代替甘味料 あっさりした甘味

出典）下橋淳子編著『新版 食べ物と健康［食品学各論］』八千代出版、2012 年、p.165、表 5-5

表 5-4　主な糖アルコールの甘味度・特徴

種類	甘味度 （ショ糖 100）	特徴
ソルビトール	60～70	難消化性、低カロリー、低う蝕性、血糖上昇抑制作用 吸湿性が大きい
マルチトール	80	低カロリー、非う蝕性、血糖上昇抑制効果 保湿性をもつ。でんぷんの老化抑制効果
マンニトール	40～50	難消化性、低カロリー、低う蝕性
キシリトール	100	難消化性、低カロリー、低う蝕性、吸熱量が大きく冷涼感を もつ。天然には果実、野菜、キノコに含有
エリスリトール	75	非う蝕性、低カロリー 天然にはワイン、果実、キノコに含有

出典）下橋淳子編著『新版 食べ物と健康［食品学各論］』八千代出版、2012 年、p.166、表 5-6

の根に含まれる甘味成分グリチルリチン、ユキノシタ科の甘茶の葉に含まれる甘味成分フィロズルチンなどは、砂糖に比べて甘味度が高いため使用量が少なくても適当な甘味が得られ、ダイエット食品や様々な加工食品に利用されている。

（b）タンパク質　ソーマチン（タウマチン）は、西アフリカに生育するクズウコン科の植物の果実から得られるタンパク質系の甘味料でショ糖の約1600倍の甘味度を示し、食品の風味を増強させたり、苦味、渋味、不快臭を緩和させたりする効果もある。モネリンも西アフリカ原産の果実から得られるタンパク質系の甘味料でショ糖の約3000倍の甘味度を示す。

（c）人工甘味料　アスパルテームはL-アスパラギン酸とL-フェニルアラニンのメチルエステルからなるジペプチド型の人工甘味料でショ糖の約200倍の甘味度を示す。日本では1983年に食品添加物に指定され、砂糖に近い甘味質で、う蝕性もないため低カロリー甘味料として使用されているが、熱には弱い。フェニルアラニンの摂取制限が必要なフェニルケトン尿症患者に対しては使用が制限されている。

アセスルファムカリウムは、2004年に使用が許可された人工甘味料でショ糖の約200倍の甘味度を示す。水溶性で熱、pH、酵素に対しても安定で、他の甘味料と組み合わせることで相乗効果が期待でき砂糖に近い甘味質にすることができる。非エネルギーで、う蝕性もなく食品への広範な利用が可能であるが、使用基準が決められている。

スクラロースは、1999年に使用が許可された砂糖を原料とした人工甘味料で、ショ糖の約600倍の甘味度を示す。非エネルギーで、う蝕性もないが食品ごとの使用量が決められている。

サッカリンは、ショ糖の約200～500倍の甘味度を示す。少し苦味を残す甘味質であるが水に溶けやすくしたサッカリンナトリウムとして使用され、食品ごとに使用基準が定められている。

3）うま味調味料

うま味は umami として日本語が英語になった単語である。

うま味調味料は、アミノ酸系のL-グルタミン酸ナトリウムや核酸系の5′-イノシン酸二ナトリウムおよび5′-グアニル酸二ナトリウムなどのうま味成分を水に溶けやすくし、安定した味を再現することができるようにしたもので、加工食品や業務用の調味料として広く利用されている（図5-2）。

単一調味料と複合調味料に大別され、複合調味料はアミノ酸系うま味調味料に核酸系うま味調味料を配合したものでうま味の相乗効果が得られる。

（1）アミノ酸系うま味調味料　L-グルタミン酸は、コンブのうま味成分である。L-グルタミン酸ナトリウム（MSG）は、でんぷん糖化液や小麦タンパク質および脱脂大豆分解物、廃糖蜜など

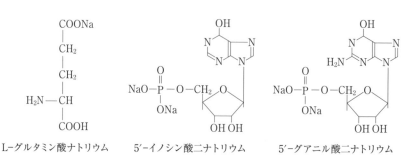

L-グルタミン酸ナトリウム　　5′-イノシン酸二ナトリウム　　　5′-グアニル酸二ナトリウム

図5-2　うま味成分の構造

出典）下橋淳子編著『新版　食べ物と健康［食品学各論］』八千代出版、2012年、p.168、図5-2

を原料としてこれに窒素源を加えた培地を用い、グルタミン酸生成菌による微生物発酵法によりグルタミンを生産後、水に溶けやすく、うま味を増強し、保存性、熱安定性を高めるためナトリウム塩として製造されているアミノ酸系の単一うま味調味料である。

⑵　**核酸系うま味調味料**　　イノシン酸はカツオ節、グアニル酸はシイタケのうま味成分である。5′-イノシン酸二ナトリウム（IMP）や5′-グアニル酸二ナトリウム（GMP）などは、酵母核酸分解法、直接発酵法などにより製造されている。IMPやGMPなどのヌクレオチド類の混合物である5′-リボヌクレオチドナトリウム（RMP）も核酸系の単一うま味調味料として使用されている。

⑶　**風味調味料**　　風味調味料は、カツオ節、煮干し、コンブ、干しシイタケ、貝柱などの天然素材の粉末やエキスおよびタンパク質分解物にうま味調味料、糖類、食塩などを加えて粉末状、顆粒状にしたものである。手軽に一定品質の味が得られる簡便性から調味料の主流を占めている。

❷　香　辛　料

　地中海沿岸を原産地とし、生理・薬理効果も期待されるハーブ類と、熱帯・亜熱帯を原産地とし、特有の芳香と強い辛味を特徴とするスパイス類をまとめて香辛料という。

　香辛料は、植物の種子、果実、花、つぼみ、葉、茎、樹皮、根などを生または乾燥品として利用し、食品に特有の芳香や美しい色、刺激的な辛味を与えて食品の嗜好性を高め、さらに抗酸化性や抗菌性など保存性を高める機能のほか、エネルギー代謝の亢進や消化促進、食欲増進などの生理機能も備えた食品材料である。

1）香辛料の作用

　香辛料は、ヒトが狩猟によって食料を得ていた時代から獣肉の保存性を高め、不快臭を消し、好ましい香りをつけるものとして自然の中から見出され利用されてきた。

　香辛料の調理における基本作用は、辛味作用、芳香作用、矯臭・消臭作用および着色作用であるが、香辛料の多くは薬として利用されてきた歴史も長く、現在では様々な生理・薬理作用が解明されている（表5-5）。

　日本では平安時代までにカラシ、ショウガ、サンショウ、ワサビなどが利用されてきたが、現在は西洋料理、エスニック料理あるいはハーブティーの普及などもあり、多様な香辛料が食生活の中に浸透している。

2）主な香辛料

　日常的に使用する主な香辛料についてその利用部位、成分特性などを表5-6にまとめた。

表5-5　香辛料の生理・薬理作用

生理・薬理作用	主な香辛料
抗酸化作用	ローズマリー・セージ・オレガノ・ナツメグ・タイム・マスタード・クローブ
抗菌作用	マスタード・クローブ・シナモン・オレガノ・タイム・ワサビ
体熱産生亢進作用	トウガラシ・ショウガ・コショウ・マスタード
殺線虫作用	アニス・シナモン・クローブ・メース・オレガノ・コショウ・ベイリーフ・ターメリック
消化促進作用	オールスパイス・シナモン・クミン・マスタード・ナツメグ・タイム・カルダモン・ベイリーフ

出典）下橋淳子編著『新版 食べ物と健康［食品学各論］』八千代出版、2012年、p.160、表5-1

表 5-6　主な香辛料とその特徴

	香辛料名	利用部位	特徴
辛味を利用する香辛料	トウガラシ	果実	辛味成分：カプサイシン。体温を上昇させ発汗を促し脂肪代謝を促進する。
	コショウ	果実	辛味成分：チャビシン・ピペリン。食欲増進作用をもつ。黒コショウは、未熟果を天日乾燥させたもので辛味・香りが強い。白コショウは、成熟果の皮を除き乾燥させたもので辛味も香りもおだやか。
	マスタード	種子	辛味成分：シニグリン（黒カラシ・和カラシ）、シナルビン（白カラシ）。酵素ミロシナーゼの作用により辛味物質アリルイソチオシアネートが生成される。消化促進・利尿作用をもつ。
	サンショウ	果実	辛味成分：サンショオール。果実だけでなく樹皮、葉にも辛味成分が含まれる。香りの主成分はジペンテン、その他ゲラニオール、シトロネラール。ジャパニーズペッパーともいう。七味トウガラシ、五香粉の材料となる。消炎、利尿作用をもつ。
	ショウガ	根茎	辛味成分：ショウガオール、ジンゲロン。香気成分：ピネン類、カンフェン、シトラールなど。タンパク分解酵素による軟化効果も知られている。鎮痛、鎮咳、健胃作用をもつ。
	ワサビ	根茎	辛味成分：アリルイソチオシアネート類、揮発性で分解が速いため消失しやすい。抗菌作用をもつ。
香りを利用する香辛料	オールスパイス	未熟果	クローブ・ナツメグ・シナモンの3種類の香辛料を合わせたような芳香がある。カレー粉の原料として代表的な香辛料の1つ。
	バジル	全草	バジリコともいう。メチルシャビコール、リナロールを主としたさわやかな芳香。イタリア料理によく使われる。
	シナモン	樹皮	肉桂、桂皮ともいう。消化促進・殺菌作用がある。特有の芳香成分：シンナムアルデヒド。
	フェンネル	果実	茴香・小茴香ともいう。五香粉の原料となる。健胃・口臭防止効果をもつ。リキュール、ベルモットなどの香料としても使用される。魚料理に合う。
	ナツメグ	仁（胚乳）	加熱すると甘味が出るので菓子にも使われる。同じ植物の種子を覆っている深紅色の網状の仮種皮がメースである。
	ペパーミント	葉	主な芳香成分：メントール。
	コリアンダー	成熟果	カレー粉の原料の1つ。防腐作用をもつ。コリアンダーの葉は、香菜（シャンツァイ）としてエスニック料理に使われる。
	クローブ	花序	丁字ともいう。甘い香りが強い。殺菌作用・抗酸化作用・虫歯予防効果をもつ。主な抗酸化成分：オイゲノール。
	ガーリック	鱗茎	無臭のアリインが酵素によってアリシンに変化し特有の香りと辛味を生じる。強壮効果・抗菌作用をもつ。
	ベイリーフ	葉	月桂樹の葉、ローレル、ローリエともいう。ブーケガルニの材料として欠かせない。
	ローズマリー	葉	抗酸化性が強い。主な抗酸化成分：ロスマノール、カルソノールなど。防腐作用、強壮効果ももつ。清涼感のある香りとほろ苦味をもつ。若返りのハーブともいわれている。
	セージ	葉	抗酸化性が強い。主成分：ツヨン、ボルネオール。抗炎症・防腐・発汗防止作用をもつ。ソーセージに欠かせない香辛料。
	タイム	葉	抗酸化性をもつ。抗酸化成分：チモール。殺菌・消化促進作用をもつ。
色を利用する香辛料	サフラン	めしべ	黄色色素成分：クロシン。100gのサフランを得るのに2万～3万個の花が必要で、最も高価な香辛料。ほろ苦さと独特の香りをもつ。
	パプリカ	果実	赤色色素成分：カプサンチン。トウガラシの一種で品種改良して辛味をほとんどなくしてある。
	ターメリック	根	黄色色素成分：クルクミン。ウコンともいう。カレー粉の色の主体となる。抗酸化性をもつ。

出典）下橋淳子編著『新版 食べ物と健康［食品学各論］』八千代出版、2012年、pp.160–161、表5-2

❸ 嗜好飲料類

1）茶　　類

　茶はツバキ科の多年生の常緑樹で、中国西南部雲南から四川にかけての地域が原産地とされている。茶樹の新芽や若葉を加工したもので、製法の違いから不発酵茶、半発酵茶、発酵茶などに分類される（図5-3）。茶類は苦味と神経刺激作用をもつカフェインを3％前後含むのが特徴である。茶類に含まれるポリフェノール類は、抗酸化性、血圧上昇抑制、血糖上昇抑制、血漿コレステロール上昇抑制、抗菌性など様々な生理機能効果を示すことが報告されている。

　⑴　緑茶　　緑茶は9世紀初頭、中国から伝来し、当初は僧侶の間で儀式や薬用に供せられたが、江戸時代中期には一般にも緑茶を飲む習慣が広く浸透し、現在まで日本人の嗜好飲料の主流をなしている。緑茶用の茶樹の葉は、酵素活性が弱く、遊離アミノ酸含量が多く、タンニン含量が少ない。日本式の緑茶は摘み取り直後の生葉を蒸気処理し、ポリフェノールオキシダーゼなどの酸化酵素を失活させて発酵を止め、鮮緑色を保持した独特の香気をもつ茶である。蒸気処理の代わりに加熱した釜で炒り、酵素を失活させたものが中国式の釜炒り茶である。

　緑茶は、アスコルビナーゼによる分解を受けないためビタミンCが豊富に含まれる。ミネラル類では特にマンガンを多く含み、抹茶や"食べるお茶"では有効に利用される。苦味成分であるカフェインは、脳の覚醒作用、利尿作用を示し、渋味を示すカテキン類には抗酸化、抗がん、抗菌・抗ウィルス、コレステロール低下、血圧上昇抑制作用など多くの生理機能効果が期待されている。うま味成分であるテアニンは、玉露、抹茶などの覆い茶に多く含まれている。

　⑵　紅茶　　紅茶は世界で最も広く飲用されている茶である。紅茶用の茶樹の葉は、酵素活性が強く、タンニン含量が多い。

　紅茶は、生葉を萎凋（いちょう）させ、揉捻（じゅうねん）した後、温度20〜26℃、湿度90％程度に調整された発酵室で酸化発酵させた茶である。発酵によりビタミンCやクロロフィルは分解され、茶葉は赤銅色となり紅茶特有の芳香（リナロール、ゲラニオールなど）が生成する。紅茶水色は、テアフラビン（橙紅色、カテキンの二量体）とテアルビジン（赤褐色、カテキンの重合体）による。

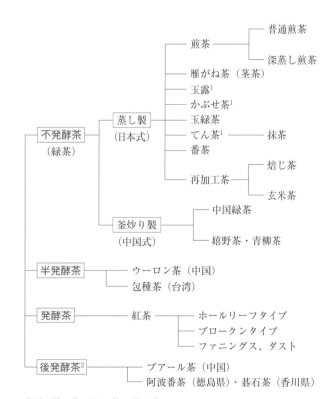

注1）覆い茶、その他は露天茶
注2）緑茶を加湿・堆積し、カビ、乳酸菌、酵母で発酵させた二次加工茶

図5-3　茶の種類

出典）下橋淳子編著『新版　食べ物と健康［食品学各論］』八千代出版、2012年、p.172、図6-1

表5-7　中国茶の水色による分類

水色	種類	発酵の程度	代表的な茶
淡	白茶	軽度発酵茶　発酵度5〜10 %	白毫銀針（はくごうぎんしん）・白牡丹（しろぼたん）・寿眉（そうめい）
	黄茶	軽度の後発酵茶　発酵度5〜10 %	君山銀針（くんざんぎんしん）・霍山黄芽（かくざんこうが）
	緑茶	不発酵茶	龍井茶（ろんじんちゃ）
	青茶	半発酵茶　発酵度10〜80 %	鉄観音・東方美人・文山包種茶（ぶんざんほうしゅちゃ）・凍頂ウーロン茶
	紅茶	発酵茶　発酵度100 %	キーマン紅茶・正山小種（ラブサンスーチョン）
濃	黒茶	後発酵茶	プアール茶

出典）下橋淳子編著『新版 食べ物と健康［食品学各論］』八千代出版、2012年、p.174、表6-1

(3)　**ウーロン茶**　　ウーロン茶は中国の代表的な半発酵茶である。茶葉を日光にさらした後、室内でさらに萎凋させ、酵素反応をある程度緩慢に進めた後、釜炒りを行って発酵を止めたもので、紅茶と緑茶の中間的な香りをもつ。包種茶（パオチュンチャ）は、芳香の発生、茶葉の褐変の初期段階で釜炒りして製造する発酵度の低い、台湾特産のウーロン茶である。

2）コーヒー

　コーヒーは、東アフリカ原産のアカネ科の常緑樹コーヒーノキの果実の種子を生豆（コーヒー豆）として取り出し加工される。産地、品種、焙煎の程度などによりそれぞれ風味の異なる多くのコーヒー豆がある。現在流通しているコーヒー豆は、約55 %のアラビカ種と約45 %のカネフォーラ種（ロブスタ種）でほとんどを占めている。コーヒーは、赤道をはさんで北緯25°〜南緯25°のコーヒーベルトと呼ばれる地域で栽培され、日本には室町時代に伝来したとされているが、明治時代に外国商館に日本人が出入りするようになってから一般に普及するようになった。

　生豆を焙煎して粉砕したものがレギュラーコーヒーであり、この浸出液を噴霧乾燥法や凍結乾燥法で水分を除去し、粉末あるいは顆粒状にしたものがインスタントコーヒーである。

　コーヒーの苦味成分であるカフェインは、神経興奮作用を示す。また、渋味を示すクロロゲン酸（タンニン）には抗酸化性が認められている。

　コーヒー豆を焙煎することで豆の中の糖類とアミノ酸がアミノ・カルボニル反応を起こし、コーヒー特有の色や豊かな芳香を生成している。

3）ココア

　ココアは、中南米原産のアオギリ科の常緑樹カカオノキの果実の核果を果実の肉質部とともに堆積発酵させ、水洗、乾燥後得たカカオ豆を原料として製造される。カカオ豆を焙煎後、外皮・胚芽を取り除いたニブを圧搾し、ココアバターの一部を除去して微粉末化したのがピュアココア（ココアバター含量21.6 %以上）である。これに砂糖やミルクなどを加えるとインスタントココア（ミルクココア：ココアバター含量6.8 %）となる。ココアは、茶やコーヒーと比較して脂肪含量がかなり多く、タンパク質や炭水化物、ミネラル類も豊富である。ニブ粉末が直接摂取できるので食物繊維も豊富である。苦味成分としてカフェインと構造のよく似たテオブロミンを含むが、カフェインより神経興奮作用や刺激性はおだやかである。カカオニブを磨砕したカカオマスには抗酸化性や動脈硬化予防効果などを示すポリフェノール類が豊富に含まれている。また、ココアバターはチョコレートの原料となる。

4）清涼飲料

　清涼飲料とは清涼感、爽快感をもつアルコールを含まない（アルコール１％未満）飲料で、炭酸飲料と果実飲料、野菜飲料、スポーツドリンク、茶系飲料、コーヒー飲料、ミネラルウォーター、豆乳飲料などの非炭酸飲料に分けられる。

　わが国の食品衛生法では乳酸菌飲料、発酵乳、乳飲料など乳および乳製品を主原料とした飲料は清涼飲料に含まれない。

　（1）　**炭酸飲料**　　日本農林規格（JAS規格）によると、炭酸飲料は「飲用適の水に、炭酸ガスを圧入したもの、及びこれに甘味料、酸味料、フレーバリングなどを加えたもの」とされている。

コラム１　コーラ飲料

　コーラ飲料は、西アフリカ原産のアオギリ科の常緑樹コーラ樹の果実（コーラナット）から抽出したエキスをもとに作られた炭酸飲料である。1900年代初頭から世界各国で飲用され、炭酸飲料の中では最も生産量が多い。

　コーラエキスに果実系エッセンス、バニラ、シナモンなどの香料、糖分、酸味料（リン酸、クエン酸、リンゴ酸など）、着色料（カラメル）などを調合し、二酸化炭素を注入して製造される。コカ・コーラは南アメリカ原産のコカノキ科のコカノキの葉（コカ葉）の抽出物（コカインは除去）を含む。コーラ飲料にも茶やコーヒーと同様カフェインが多く含まれている。

　（2）　**果実飲料**　　JAS規格によると、果実飲料とは果実ジュース、果実ミックスジュース、果粒入り果実ジュース、果実・野菜ミックスジュースおよび果汁入り飲料をいう（表5-8）。

　（3）　**スポーツドリンク**　　運動時などの発汗による水分や塩分の補給、エネルギー補給または疲労回復の促進を目的とした飲料で、液状のものと水に溶かして飲用する粉末状のものがある。

　成分は糖類が主で、ナトリウム、カリウムなどのミネラル類およびビタミンCやビタミンB群などのビタミン類のほか、アミノ酸などが含まれているものもある。これらは、発熱時や下痢の際の脱水症状の改善、熱中症の予防などにも利用されている。

表5-8　果実飲料の分類

分類	原材料	原材料に占める果汁の重量割合
果実ジュース	1種類の果実の搾汁もしくは還元果汁	100％
果実ミックスジュース	2種類以上の果実の搾汁もしくは還元果汁を混合したもの	100％
果粒入り果実ジュース	果実の搾汁もしくは還元果汁にかんきつ類の果実のさのうもしくはかんきつ類以外の果実の果肉を細切りしたもの等を加えたもの	100％
果実・野菜ミックスジュース	果実の搾汁もしくは還元果汁に野菜を破砕して搾汁もしくは裏ごしをし、皮、種子等を除去したもの	50％以上 果汁と野菜汁で100％
果汁入り飲料	還元果汁を希釈したものもしくは還元果汁および果実の搾汁を希釈したもの	10％以上100％未満
	果実の搾汁を希釈したもの	10％以上

出典）「日本農林規格（JAS規格）」p.177、表6-2

コラム２　スポーツドリンクのアイソトニック飲料とハイポトニック飲料

　スポーツドリンクには、アイソトニック（等張液）飲料とハイポトニック（低張液）飲料がある。

　アイソトニック飲料は、体液とほぼ等しい浸透圧に調整された飲料である。糖分が比較的多く含まれるため運動前の糖分補給に有効である。ハイポトニック飲料は、糖分含量が比較的少なく、体液より低い浸透圧に調整されているため腸管からの吸収が速やかに行われ、運動中や運動後の水分・ミネラル類の速やかな補給に適している。アイソトニック飲料には糖分が４〜６％程度、ハイポトニック飲料には糖分が２〜３％程度含まれるため、水代わりに日常的に摂取することは糖質の取りすぎにもつながる。

　経口補水液は、スポーツドリンクよりもナトリウム、カリウムなどのミネラル含量が多く、糖質含量は低くなっており、脱水症改善のための飲料である。高血圧や腎臓病、糖尿病などの疾患がある場合の摂取には注意が必要である。

---

④　菓　子　類

　菓子類は、縄文・弥生時代は木の実や果実などであったが、平安時代には大陸から唐菓子が伝えられた。室町時代には茶の湯の普及により季節感のある繊細な和菓子が作られるようになり、安土・桃山時代には南蛮菓子も伝来した。明治以降は西欧文化とともに洋菓子が導入され、現代では幅広い材料を利用し、多岐にわたる製造法で食事とは異なる豊かさを食生活に与える嗜好品となっている。

　菓子類は、和菓子と洋菓子に大別される。

　日本で創造された菓子類と遣唐使が伝えた唐菓子やポルトガル、イスパニアの宣教師が伝えた南

表 5-9　和菓子の分類

中分類	小分類	主な菓子類
生菓子 出来上がり直後の水分40％以上	餅菓子	大福餅・柏餅・羽二重餅
	蒸し菓子	じょうよ饅頭・ういろう・ゆべし
	焼き菓子	どら焼き・きんつば・カステラ
	流し菓子	ようかん・きんぎょく
	練り菓子	ねりきり・ぎゅうひ
	揚げ菓子	あんドーナツ・揚げげっぺい
半生菓子 水分10％以上40％未満	あん菓子	石衣
	おか菓子	最中・鹿の子・すはま
	焼き菓子	茶通・桃山
	流し菓子	ようかん・きんぎょく
	練り菓子	ぎゅうひ
	砂糖漬け菓子	甘納豆・文旦漬け
干菓子 水分10％未満	打ち菓子	らくがん・懐中しるこ
	押し菓子	塩がま・むらさめ
	掛け菓子	ひなあられ・おこし・ごかほう
	焼き菓子	丸ボーロ・小麦せんべい
	あめ菓子	金平糖・おきなあめ
	揚げ菓子	かりんとう・揚げ豆・揚げ米菓
	豆菓子	炒り豆・おのろけ豆
	米菓	あられ・せんべい

表 5-10　洋菓子の分類

中分類	小分類	主な菓子類
生菓子 出来上がり直後の水分 40 %以上	スポンジケーキ類	ショートケーキ・ロールケーキ
	バターケーキ類	パウンドケーキ・チーズケーキ
	シュー菓子類	シュークリーム・エクレア
	発酵菓子類	サバラン・デニッシュペストリー
	フィユタージュ類	タルト・ミルフィーユ・フラン
	ワッフル類	ワッフル
	デザート菓子	クレープ・ババロア・ゼリー
	料理菓子	ピザパイ・ミートパイ
半生菓子	スポンジケーキ類・バターケーキ類・発酵菓子類・タルト・タルロレット類の一部、砂糖漬け類	
干菓子 水分 10 %未満	キャンデー類	ドロップ・キャラメル・ボンボン
	チョコレート類	ソリッドチョコ・カバーリングチョコ
	チューインガム類	風船ガム・キャンデーガム
	ビスケット類	ビスケット・クラッカー・ウェハース
	スナック類	ポテト系・コーン系・小麦粉系

蛮菓子が日本に定着して発展してきた菓子類を和菓子、明治以降、西欧諸国から伝わり普及発展してきた菓子類を洋菓子としている。

　菓子業界では、これらの和・洋菓子を水分含量で生菓子、半生菓子、干菓子に中分類し、さらにそれぞれの製法によって小分類している（表 5-9、5-10）。

引用・参考文献
川上美智子・西川陽子編著　2016 年『栄養管理と生命科学シリーズ　食品の科学各論』理工図書
澤野勉原編著、高橋幸資新編編著　2018 年『新編 標準食品学 各論［食品学Ⅱ］』医歯薬出版
下橋淳子編著　2012 年『新版 食べ物と健康［食品学各論]』八千代出版
中島一郎　2013 年『初心者のための食品製造学』光琳

6 章

微生物利用食品

　人類は古来より微生物を食品の加工に利用してきた。微生物は有機物を分解し、新たな成分が生成されるなど、人々の食生活において有用な働きをする。微生物が関わることでヒトに対して有益な働きをもたらす場合を発酵といい、逆に有害なものであればそれを腐敗という。発酵と腐敗はヒトに対する影響のほかに民族的要素や文化の違いによっても区別される。

　微生物利用食品は発酵食品ともいい、発酵によってもとの原料にはなかった味や香りの付与や保存性の向上など多くのメリットがある。

① アルコール飲料

　アルコール飲料は、世界中の様々な地域で作られ種類も豊富である。日本国内において、酒類の種類や定義、主な原料は酒税法で定められており、アルコールを 1 ％以上含む飲料を酒類という。酒類は製法の違いによって醸造酒、蒸留酒、混成酒に分けられる（図6-1）。

1）醸 造 酒

　酵母が嫌気的条件下で、グルコースやフルクトースなどの糖類をエタノールと二酸化炭素に変換することをアルコール発酵といい、それをそのまま飲用する酒を醸造酒という。醸造酒は製造法の違いから単発酵と複発酵に分けられる。単発酵とは、酵母が資化できる糖類を原料として用いる製造法であり、複発酵とは、穀類やイモ類などのでんぷんをアミラーゼによって糖化してから酵母を作用させる製造法である。複発酵は、先にでんぷんの糖化処理を行った後、続いて酵母によるアルコール発酵を行う単行複発酵と糖化とアルコール発酵を同時に行う並行複発酵とがある。

　（1）**ワイン**　　ワインは果実を原料とした単発酵醸造酒で、一般にはブドウを原料として醸造したものである。アルコール濃度は10〜14％程度で、世界各地において醸造されている。もともとはブドウ果皮に付着している天然酵母が自然に発酵することでワインは醸造されていたが、現在では純粋培養された酵母を用いて製造される場合が多い。ブドウを原料としているためワインは有機酸

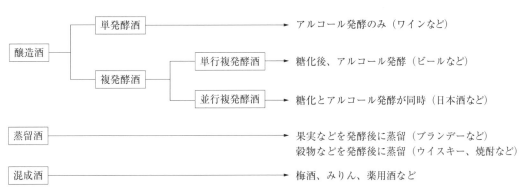

図6-1　醸造酒・蒸留酒・混成酒の違い

量が多く、中でも酒石酸[1]が多いのが特徴である。ワインは非発泡性ワインのスティルワインと発泡性ワインのスパークリングワインがあり、色調によって白、赤、ロゼなど様々なタイプがある。

　白ワインは、一般的に緑黄色系のブドウを搾汁してから発酵させる。ブドウ果汁は酸化されやすいので、亜硫酸を添加することが多く、これによって酸化防止とともに微生物の汚染も防ぐことができる。その後、選抜された酵母を用いてアルコール発酵を行う。アルコール発酵が終わると、沈殿物を除去するためのオリ引きをし、樽に貯蔵、熟成後、瓶詰めを行う。貯蔵、熟成に用いる樽の種類などの仕様でワインの風味や味わいが変わる。

　成熟したブドウの果皮には貴腐菌といわれるカビが付着しており、濃厚な貴腐ブドウとなる。これを原料に発酵させてできた香り豊かな甘口のワインを貴腐ワインといい、グリセリンやグルコン酸が多い特徴がある。

　赤ワインは白ワインとは異なり、赤色または黒色ブドウを果汁、果皮、種子とともにアルコール発酵させ、果皮中のアントシアン系色素が溶出しているので濃厚な赤色を示し、果皮中の縮合型タンニン（プロアントシアニジン）が含まれるため特有の渋味をもつ。赤ワインはアルコール発酵が終了すると乳酸菌の働きでワイン中のリンゴ酸が乳酸と二酸化炭素に分解するマロラクティック発酵を行うことが多く、これによりワインの味に深みが出て酸味はまろやかになる。その後、白ワインと同様、オリ引きをし、樽に貯蔵、熟成後、瓶詰めを行う。瓶詰めされた後もさらに熟成は続けられる。

　赤ワインの製造途中で色調が淡い桃色（バラ色）になったところで果皮を取り除き、果汁だけをさらに発酵したのがロゼワインである（図6-2）。

　発泡性ワインのスパークリングワインには様々な種類の製造法がある。ワインを醸造後、瓶詰めする際、酵母と糖分を加えて二次発酵させ、発生した二酸化炭素を閉じ込める方法や瓶内のワインに直接二酸化炭素を吹き込む方法などがある。

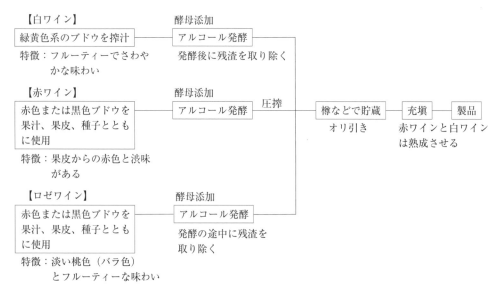

図6-2　ワインの製造工程

---

1 酒石酸：酸味のある果実、特にブドウやワインに多く含まれるヒドロキシ酸である。ワインの樽に溜まる沈殿物を酒石といい、そのカリウム塩（酒石酸水素カリウム）として発見された。酒石酸は食品添加物としての使用が認められている。

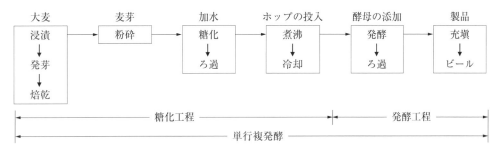

図6-3　ビールの製造工程

　酒精強化ワインは、ワインの醸造工程中にブランデーやアルコールを添加したワインで、シェリー、ポートワイン、マデイラワインなどの種類がある。

　(2)　**ビール**　　ビールは、大麦を主原料とし、麦芽中のアミラーゼで糖化した後、ビール酵母によって発酵させたアルコール飲料で、アルコール濃度は4〜5.5 ％程度のものが多い。糖化工程後に発酵させるので単行複発酵醸造酒である (図6-3)。ワイン同様、歴史は古く、紀元前3000年ごろにはすでに飲用されていた。ビールは世界中で様々な種類があり、生産量は酒類の中でも最大である。ビールの種類は使用するビール酵母の種類や性質の違いによって上面発酵ビールと下面発酵ビールに分類される。

　上面発酵ビールは、発酵工程中に酵母菌体が上面に浮遊してくる上面酵母を使用し、発酵後、貯蔵したビールで、スタウトビール、エールビール、アルトビールなどが知られている。日本国内で醸造されている地ビールも上面発酵ビールが多い。下面発酵ビールは、ラガービールといわれ、発酵工程において酵母菌体が下面に沈降する下面酵母を使用し、発酵後に酵母を取り除いたビールである。

　ビールの主原料は二条大麦で、副原料として米やトウモロコシを使用することもある。大麦を発芽させた麦芽に水を加え、麦芽中のアミラーゼの作用によりでんぷんを糖化する (麦汁)。麦汁にホップを加え煮沸し、次いで酵母を添加して発酵させる。ホップはビールの香気や苦味に関与しているが、その成分はイソフムロンである。

　一般にビールは発酵後、ろ過により酵母菌体を除去したものを瓶詰めし、加熱殺菌を行うが、加熱殺菌を行わない生ビールも販売されている。ビールはアルコール飲料の中では比較的プリン体[2]の含量が多いので摂取するとアルコールの作用も相まって尿酸値が上昇する。

コラム1　ビールに使用されるホップ

　ホップは、多年生の蔓性でアサ科の植物である。ビールの製造では毬花と呼ばれる雌花の部分が利用される。ホップがビールに与える効果は、特有な香気と苦味を付与すること、ビールの泡立ちへの関与、醸造中の雑菌汚染の抑制などがあげられる。苦味成分はフムロンやルプロンがあり芳香成分は精油が含まれ、近年では、これらの成分を含む抽出エキス (ホップエキス) も使用されている。フムロンは麦汁中で加熱されると異性化し、苦味の強いイソフムロンに変換される。イソフムロンは、ビール中に存在して苦味に関与するが、タンパク質と結合して消えにくいビール独特の泡を形成する。ホップは、生薬としても健胃、鎮静効果があるとされ、機能性食品素材としても注目されている。

2　プリン体：細胞の核に存在する核酸の主成分であるアデニンやグアニンなどとして存在する。あらゆる生物の細胞内に存在するため、ほとんどの食品に含まれている。レバーやタラコなど細胞数の多い食品には多く含まれ、アルコール飲料ではビールに多く含まれている。

（3）　**日本酒（清酒）**　　日本酒（清酒）は、日本の伝統的な醸造酒である。日本酒の原料は米、米麹、水、酵母で、調整にアルコールが使用されることもある。米のでんぷんを麹菌のアミラーゼにより糖化させ、生成した糖を酵母が徐々にアルコール発酵させるので並行複発酵醸造酒でアルコール濃度は 15 ％以上と醸造酒の中では最も高い。原料の米は日本酒造りに適した酒造好適米[3]（酒米）で、玄米重量の 30 ％以上が搗精される（精米歩合 70 ％以下）。米ぬかの部分にはタンパク質や脂質が多く含まれるが、これらは酒の質を落とすため、精米するほど雑味の少ない日本酒ができる。

　　蒸した精白米に麹菌（種麹）を接種して米麹を作る。麹菌には α-アミラーゼやグルコアミラーゼ、プロテアーゼを産生する *Aspergillus oryzae* を用いることが多い。これらの酵素の働きで蒸米のでんぷんが分解されてグルコースとなるが、でんぷんの分解が進行しても生成したグルコースを酵母がアルコールに変換するため過剰のグルコースが蓄積しないので醸造酒の中ではアルコール含量が高い。発酵させる際に酵母が多く必要になるため、まず発酵前に酵母菌体量を増やす目的で酒母（酛）を作る。酒母の製造には自然の乳酸菌を利用して優良な酵母を生育させる伝統的な生酛（きもと）やそれを改変した山廃酛（やまはいもと）があるが、食品添加物の乳酸を添加する速醸酛（そくじょうもと）が一般的な造りである。酒母に米麹、蒸米、水を加えてもろみにするが一度にすべての原料を仕込むのではなく通常は 3 回に分けて酒母に加えられる（3段仕込み）。約 3 週間の発酵期間を経てもろみのアルコール濃度が一定となり、日本酒特有の芳醇な香りと味わいになる。もろみは圧搾ろ過して日本酒と酒粕に分けられ、オリを除いて加熱（火入れ）して原酒となるが、日本酒には火入れを行わない生酒もある（図6-4）。

　　日本酒に含まれる有機酸は酸味に関与しており、その成分は乳酸、リンゴ酸、コハク酸などであるが、特にコハク酸は日本酒のうま味やコクに影響している。アミノ酸含量の高い日本酒は味が濃厚で、米由来のアミノ酸が主に遊離している。

（4）　**黄酒**　　蒸したもち米を原料として、クモノスカビ（*Rhizopus* 属）や酵母を用いて糖化、発酵させた中国の醸造酒で紹興酒は代表的な黄酒（ホアンチュウ）である。また長期熟成させたものを老酒（ラオチュウ）という。

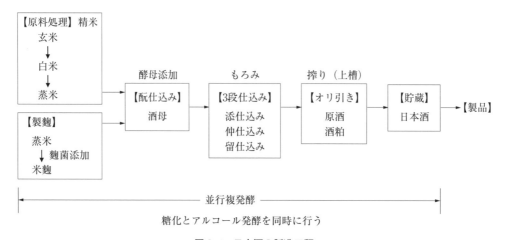

図6-4　日本酒の製造工程

---

3 酒造好適米：日本酒造りを目的に作られたお米のことをいい、食用の米と比べると心白（しんぱく）と呼ばれる米の中心部分が大きいことが特徴である。心白にはでんぷんが多く含まれ、粘度が高く、麹造りに重要な役割を果たす。また、米の表層部分には雑味のもととなるタンパク質やビタミンが多く含まれているため、日本酒造りの際には表層部分を磨く必要がある。

2）蒸留酒

蒸留酒は果汁や穀類を原料とし、酵母などでアルコール発酵したもろみを蒸留して高いアルコール濃度を含有する酒類をいう。糖分やアミノ酸などは蒸留されないためエキス分は低く、原料由来の香りや蒸留法による特有の風味をもつ。

（1）**ブランデー**　ブランデーは、果実酒を蒸留して得られる。一般的にはブドウを原料としたものがグレープブランデーで、フランスのコニャックが有名である。ブドウ以外の果実を原料としたものはフルーツブランデーという。ブランデーはアルコール70％程度まで蒸留後、樽に詰め、長期間熟成する。熟成過程で樽の成分の貯蔵酒への移行や蒸留で得られた成分が熟成中に変化することで味がまろやかになり、香りも増す。熟成後、アルコール濃度を40％程度にブレンドされたものがブランデーである。

（2）**ウイスキー**　ウイスキーは、穀類を原料とし、麦芽で糖化を行った後、酵母でアルコール発酵させたものを蒸留して樽に詰めて熟成させた酒類である。ウイスキーは大麦のみを原料として作るモルトウイスキーと、トウモロコシやライ麦などの穀類を使用して作るグレーンウイスキーの2種類がある。ウイスキーはピートと呼ばれる泥炭をいぶしてスモーキーフレーバーを付与するのが特徴である。アルコール発酵の後、蒸留して得られたものをオーク樽（樫樽）に詰めて長期間熟成させる（図6-5）。熟成させたウイスキーはアルコール濃度が40％程度にブレンドされる。ウイスキーの種類には、スコッチ、アイリッシュ、バーボンなどがある。ウイスキーの香気成分は主に樽由来のアルデヒドやフェノール化合物でこれらの成分がウイスキー特有のスモーキーフレーバーに関与している。

（3）**焼酎**　焼酎は日本特有の蒸留酒で、蒸留の方法により甲類と乙類に分けられる。甲類焼酎の原料は糖蜜やトウモロコシなどで連続式蒸留機を用いて純度の高いアルコールが得られる。通常、アルコール濃度は20〜35％程度に調製され、ホワイトリカー[4]とも呼ばれる。乙類焼酎は本格焼酎とも呼ばれ、原料には米、麦、イモ、ソバなどを用いてアルコール発酵した後、単式蒸留機によって得られる。焼酎の製造にはクエン酸を生産する白麹菌の *Aspergillus kawachii* が使用されるが、沖縄の泡盛は原料にインディカ米が使われ、黒麹菌の *Aspergillus luchuensis* が使用されている。

3）混 成 酒

混成酒は醸造酒や蒸留酒、原料用アルコールなどに果実や穀類、糖類、香料などを混ぜて得られる。リキュールは混成酒に分類される種類の1つで、ほかに梅酒やみりんなども混成酒である。梅酒はホワイトリカーに青梅と氷砂糖を加えて作られ、

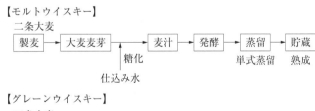

【モルトウイスキー】

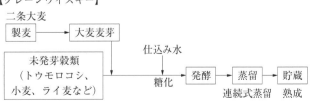

【グレーンウイスキー】

図6-5　ウイスキーの製造工程

---

4 ホワイトリカー：糖蜜をアルコール発酵させ、連続式蒸留機で得たエタノールに加水し、アルコール度数36度未満とした日本の酒税法における焼酎（連続式蒸留焼酎）をいう。無色透明で香りやくせもなく、純粋なエタノール水溶液に近いため梅酒などを作る際に使用される。

みりんは蒸したもち米と米麹に焼酎もしくは醸造用アルコールを混ぜて作られる。また種々の薬草を使ってできた薬用酒の多くは混成酒である。

② 発酵調味料

微生物によって発酵させると新たな成分の産生や味、風味の変化が起こることから様々な発酵調味料が存在する。特に日本は高温多湿の気候であり、麹菌を利用した発酵調味料が多い。

1）味　　　噌

味噌の種類は色によって赤味噌と白味噌、味によって甘味噌と辛味噌、麹を作る原料の違いから米味噌、麦味噌、豆味噌に分けられる。米味噌は大豆に米麹を加えて製造した味噌、麦味噌は大豆に麦麹を加えて製造した味噌、豆味噌は大豆のみで製造した味噌である。さらにこれらを混合して作られた味噌を調合味噌という。

味噌の製造法は、まず麹を作るための原料（米、麦、大豆など）を蒸して種麹である麹菌を接種し麹を作る（図6-6）。アミラーゼ活性が高い麹菌を用いると甘味噌となり、プロテアーゼ活性が高い麹菌を用いると辛味噌ができる。麹ができると塩水を加え、蒸した大豆を添加して仕込みを行い、長期間熟成させる。熟成中に麹菌が産生する酵素によってタンパク質はアミノ酸やペプチドになり、でんぷんはグルコースなどの還元糖に分解され、味噌の味わいに大きく関与する。また熟成中に原料由来から混入した耐塩性の乳酸菌や酵母が増殖し、有機酸やアルコールを生成することで、味噌の香りや風味を付与している。熟成中に味噌は味や香りだけでなく色も濃くなっていく。熟成中に生じた還元糖とアミノ酸はアミノ・カルボニル反応を起こし、味噌の色は褐色になる。したがって熟成期間が短いものほど色は白く、長くなるほど褐色になる。

味噌は地域性がある調味料である。味噌の種類では、全国的に見ると米味噌の利用が多いが、中部地方では豆味噌、九州や四国の一部では麦味噌が使用される。

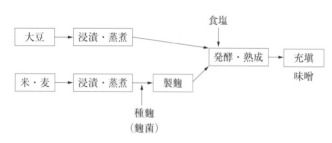

注1）米味噌は大豆に米麹を加えて製造した味噌
注2）麦味噌は大豆に麦麹を加えて製造した味噌
注3）豆味噌は大豆のみで製造した味噌

図6-6　味噌の製造工程

コラム2　麹菌は危なくない？

麹菌はカビと呼ばれる真核微生物である。カビの中にはアフラトキシンと呼ばれる自然界でも特に強い発がん性の毒（トキシン）を産生するものがあり、人々に甚大な被害を与えることがある。アフラトキシンを産生するカビと醸造に用いられる麹菌は形態が極めて似ており、かつては麹菌もアフラトキシンを産生するのではないかと危惧された。そこでアフラトキシンの合成に関わる酵素の遺伝子解析を行った結果、麹菌はアフラトキシンの合成に関わる酵素の遺伝子に塩基の変異や欠失などの異常のあることがわかった。麹菌はアフラトキシンを産生しない性質をもっており、遺伝子レベルで安心、安全なカビであることが証明された。先人たちは試行錯誤によって、数々のカビの中から安全なカビである麹菌を選び抜き醸造で使用してきたわけであるが、科学の力によって麹菌は危なくないことがわかった。

2）しょうゆ

　しょうゆは日本の伝統的な発酵調味料であり、和食の文化において大きく関与してきた。近年では欧米でも現地生産されるほど世界的に消費が伸びている。しょうゆは日本農林規格（JAS規格）では大豆と小麦を原料とするこいくちしょうゆ、大豆と小麦または米を原料とし、着色を抑えたうすくちしょうゆ、大豆のみを

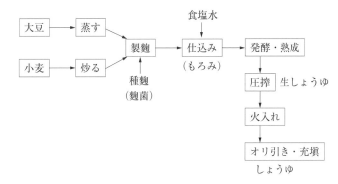

図6-7　しょうゆの製造工程

原料としたたまりしょうゆ、仕込み食塩水の代わりに生しょうゆを使用した再仕込みしょうゆ、大豆よりも小麦の仕込み割合が高いしろしょうゆの5種類が定められており、いずれもしょうゆ用の麹菌で発酵させている。こいくちしょうゆは大豆と小麦がほぼ等量で食塩濃度は（日本食品標準成分表では）14.5％、うすくちしょうゆの食塩濃度は（日本食品標準成分表では）16.0％とこいくちしょうゆよりも高い。

　魚介類に塩を加え発酵させた魚しょうゆは動物性の原料を使用した特殊なしょうゆである。ハタハタを原料とした秋田のしょっつる、イワシやイカの内臓などを原料とした石川のいしる、小エビや小魚を使ったタイのナンプラーやベトナムのニョクマムなどが知られている。

　しょうゆは発酵と熟成のすべての過程において微生物の関与がある本醸造、原料を酸や酵素によって加水分解したアミノ酸液を用いて作った新式醸造、本醸造や新式醸造のしょうゆにアミノ酸液などを加えて作ったアミノ酸混合式がある。しょうゆのうま味成分は主にグルタミン酸である。その他のアミノ酸やペプチドも味のコクに関与している。しょうゆの色は味噌と同様、製造過程でアミノ・カルボニル反応によって生じた褐色色素のメラノイジンである（図6-7）。

3）みりん

　みりん（本みりん）は蒸したもち米と米麹（麹菌）を混ぜ、焼酎またはアルコールを添加し、長期熟成させた後に圧搾ろ過して作られる（図6-8）。アルコール存在下で酵素反応させるので雑菌汚染はなく、原料中のでんぷんがグルコースに分解される。またアルコール（エタノール）存在下であるた

コラム3　しょうゆの香り成分

　しょうゆは香ばしい香りがして日本人の食欲をそそる調味料である。しょうゆには数多くの香り成分があるが、中でも最も特徴的な香り成分は、4-ヒドロキシ-2-エチル-5-メチル-3-フラノン（HEMF）と呼ばれるカラメル様の物質である。しょうゆは発酵熟成の過程においてアミノ・カルボニル反応を起こし、褐色色素が得られる。アミノ・カルボニル反応の途中でしょうゆのもろみに存在する酵母が反応過程の中間物質を細胞内に取り込み、HEMFは生成される。またしょうゆの原料には大豆と小麦が使用されているが、小麦の表皮には高分子のフェノール性化合物であるリグニンが含まれている。しょうゆの醸造過程において麹菌がリグニンを分解してフェルラ酸などのフェノール性物質を遊離する。フェルラ酸はさらにバニリン酸へと変換され、熟成過程においてバニリン酸の一部はバニリンへと変わることで、しょうゆにはバニラのような甘い香りも含まれる。このように発酵や熟成の間にしょうゆの独特な香ばしい香りは構築されていく。

　めエチル基が転移反応してできる α-エチルグルコシド[5] もみりんの味わいに関与している。みりんに含まれるこれらの成分がアミノ・カルボニル反応を促進させるので、みりんは煮物や照り焼きなどのつや出しに使われるほか、素材の臭みを取るマスキング効果や味をまろやかにする効果もある。

4）食　　酢

　食酢は、4～5％の酢酸を含む発酵調味料で、アルコールを酢酸菌で発酵させて作られる醸造酢と発酵を伴わず酢酸や糖類などで調味して作られる合成酢に分けられる。醸造酢には穀物などを原料に作った穀物酢（米酢など）と果実などを原料に作った果実酢（ワインビネガー、バルサミコ酢、リンゴ酢など）がある（図6-9）。穀物酢は穀類に含まれるでんぷんを米麹による糖化と酵母によるアルコール発酵を行った後に酢酸菌を添加し、酢酸発酵させてできる（図6-10）。果実酢は果実を酵母でアルコール発酵させた後に酢酸発酵を行い製造される。食酢の主成分は酢酸であるが、ほかにも乳酸、

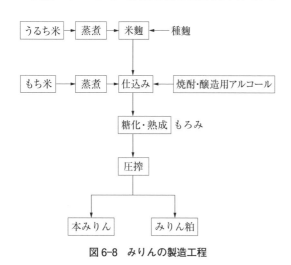

図6-8　みりんの製造工程

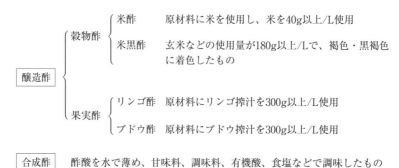

図6-9　食酢の分類

5　α-エチルグルコシド：もろみ中に含まれるマルトオリゴ糖やデキストリン成分からエタノールをアクセプターとする酵素的糖転移反応で得られ、即効性の甘味と遅効性で穏和な苦みの両面をもつ呈味性を有する成分である。

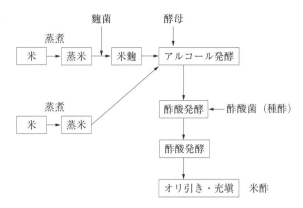

図 6-10　米酢の製造工程

───── コラム 5　酢酸菌が作るバクテリアセルロース ─────

　食酢の醸造において主役として働く菌は酢酸菌である。しかし、食酢醸造以外においても酢酸菌は人々の役に立っており、その 1 つに酢酸菌が作り出すバクテリアセルロースがある。バクテリアセルロースは、糖を含む培養液中において酢酸菌の体内で作り出されるセルロースであり、水に膨潤したゲルで、ほとんど純粋なセルロースである。植物のセルロースに比べ、バクテリアセルロースのセルロース繊維の太さは細く繊細である。バクテリアセルロースの代表的な利用法には、ナタデココがある。これは、ココナッツウォーターに酢酸菌を加えて発酵させるとナタと呼ばれるバクテリアセルロースが出来上がり、これをデザートにしたのがナタデココで独特な弾力がある食品で日本でもブームになった。

コハク酸、クエン酸などの有機酸やアミノ酸、糖類など様々な成分が含まれることで特有の風味がある。

引用・参考文献
小泉武夫　2014『発酵食品学』講談社

舘博　2013 年『図解でよくわかる　発酵のきほん』誠文堂新光社

東京農業大学応用生物科学部醸造科学科編　2019 年『みんなが知りたいシリーズ 12　発酵・醸造の疑問 50』成山堂書店

広常正人　2004 年「清酒中に含まれる α−エチルグルコシドの新たな機能性」『日本醸造協会誌』99 巻 12 号、日本醸造協会、pp.836-841

星徹・澤口孝志・矢野彰一郎　2013 年「バクテリアセルロースゲルを利用した材料の調製と構造」『熱測定』40 巻 2 号、日本熱測定学会、pp.78-85

7 章

加 工 食 品

　日本は世界的に見ても驚くほどの少子高齢化が進んでいる。これを反映する格好で世帯の在り方も変容しようとしている。一般世帯における家族類型別割合を見ると、夫婦と子の世帯は大きく減少する一方、単身世帯は大きく増加し、2035（令和17）年には、37.2％まで増加することが見込まれている（図7-1）。

　このように一般世帯の在り様が変容してくると、食料支出の構成割合の動向にも今後大きな変化が想定される。今後増えてくる単身世帯では、外食の割合が大きく減少し、生鮮食品も減少傾向を示すことが想定され、代わりに加工食品の割合は、今後ますます増え、食の外部化が進展する見込みである（図7-2）。このような社会のニーズに適合する食品・農産物の生産を推進していくことは重要な問題になってくる。

　アメリカでは、ある種の大量生産された加工食品を食べることによってカロリーの摂取量と体重の変化にどのような影響を及ぼすかの実験が行われた（Hall, Ayuketah, et al, 2019）。健康な成人20名に、加工食品の食事とそうではない食事をそれぞれ2週間ずつ摂ってもらい、自由な意思に基づいて特に制限を設けずに食べてもらった。結果、加工食品を食べた群は、エネルギー摂取量が非加工食品摂食群に比べて1日約500 kcal多く、2週間で平均0.9 kg体重が増え、非加工食品摂食群は2週間で平均0.9 kg減った。

　このことは、今後加工食品の摂取量が増えてくることが想定される単身世帯に問題提起がなされた格好となった。加工食品は便利で簡単に摂取できるが、過度な利用を行うと健康に少なからず影響を及ぼすことを示唆している。社会の変化と食生活の変化を鑑みて賢く加工食品を利用することが今後求められる。

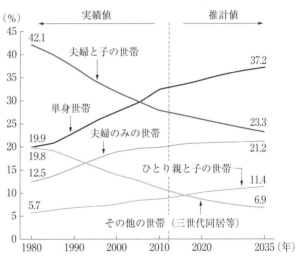

資料）総務省「国勢調査」、国立社会保障・人口問題研究所「日本の世帯数の将来推計（全国推計）2013（平成25）年1月推計」
注1）国勢調査における「単独世帯」を「単身世帯」と表記
注2）1980（昭和55）年から2000（平成12）年までは旧家族類型の割合

図7-1　家族類型別に見た一般世帯の構成割合の推移
出典）農林水産省「食料消費の動向」
https://www.maff.go.jp/j/wpaper/w_maff/h26/h26_h/trend/part1/chap1/c1_3_01.html

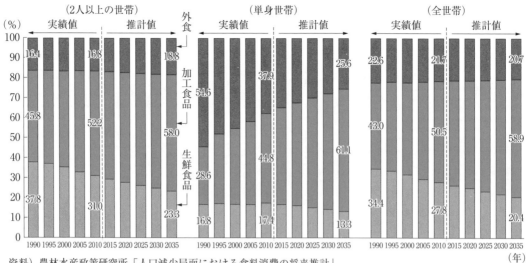

資料）農林水産政策研究所「人口減少局面における食料消費の将来推計」
注1）2015（平成27）年以降は推計値
注2）外食は、一般外食と学校給食の合計。生鮮食品は、米、生鮮魚介、生鮮肉、牛乳、卵、生鮮野菜、生鮮果物の合計。加工食品はそれ以外

図 7-2　世帯類型別の食料支出割合の推移

出典）図 7-1 に同じ

━━━ コラム1　ブランチングとグレージング ━━━

　ブランチングとは、野菜を冷凍する前に、熱湯に漬けたり、蒸気をあてたりと必要最低限の加熱処理を行うこと。ブランチングを行うことで、野菜がもつ酵素を不活性化させ、冷凍保存中の変質や変色を防ぐ。また、食品表面に付着している微生物の殺菌も行える。

　グレーズとは、薄い氷の膜のこと。冷凍直後の食品にグレーズをつけることをグレージングと呼び、食品の乾燥や酸化を防ぐ。冷凍保存中でも、食品から水分が昇華し、乾燥状態になることがある。このため、乾燥は食感の劣化や脂質の酸化につながり、冷凍食品の品質を著しく落とすため、乾燥防止のために包装やグレージングで空気を遮断する必要がある。

---

❶　冷 凍 食 品

　冷凍食品は、食品を凍結することによって腐敗を防ぐことが一番重要な課題である。

　『大辞林』（三省堂）には、「食品などの腐敗を防ぐために凍らせること」と冷凍を定義している。細菌が活発に増殖できる条件下では、食品中の成分を分解して発酵させる。このため、−10℃を下回ると、ほとんどの細菌は活動することができないため、冷凍をすることで食品の発酵、腐敗を防ぐ。一方で、冷凍すると湿度が減少する。冷凍状態では、食品の水分含率が湿度を下回るため、食品にとっては乾燥状態になる。さらに水分を凍らせることで細菌が利用できる水分も減少する。

　つまり、冷凍することで細菌にとっては温度低下と水分量減少という2つの条件で活動が抑えられる。

　また、食品は冷凍することで酸化を抑制し、食品中の酵素活性も抑えられる。このことにより、食品の腐敗を防ぐだけではなく、食品の品質劣化も防ぐ。ただし、多価不飽和脂質酸などは冷凍状態でも酸化が進行するため、マグロや青身魚などは、極低温（−40℃以下）にして酸化の進行を遅ら

せる必要がある。さらに、冷凍することで殺菌はできないため、解凍後には速やかに摂取する必要がある。

　最大氷結晶生成帯とは－1℃から－5℃を指す。一般に、食品中の水分は－1℃あたりから凍り始め、－5℃程度でほぼ凍結する。つまり、この温度帯で食品中の水分は氷結晶となる。この温度帯を通過する時間が長いと氷結晶が大きくなり、食品の組織に大きな損傷を与える（図7-3）。

　近年、冷凍技術が進み、急速冷凍が可能となった。急速冷凍とは、この温度帯をおおむね30分以内に通過させることであり、このことにより、冷凍食品のおいしさが保たれ、保存期間の延長も可

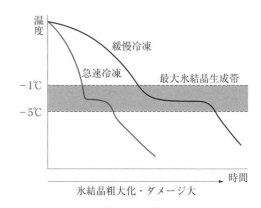

図7-3　冷凍時間と食品のダメージ
出典）おいしい冷凍研究所ホームページ
https://frozen-lab.eda-mame.jp/basics/
difference-quick-slow-freezing より作成

能になった。特に「Withコロナ」での新生活によって、在宅率の伸長というライフスタイルの変化に伴い、パスタ、米飯などの主食類やおかずとしての惣菜、野菜などの冷凍食品は、調理の手間が省け、簡便即食でありながら、技術革新による「おいしさ」追求というニーズにも合致した。この結果、冷凍食品の市場が拡大し、この傾向は、単身世帯の増加とも相まって今後も続くと思われる。

❷ インスタント食品

　インスタント食品とは、短い調理時間ですぐに食べられる即席食品全般のことをいう。代表的なものとしては、「お湯を注ぐだけで食べられるもの」というイメージがあるためカップラーメンや即席味噌汁などがあげられる。しかし、広義の意味では、缶詰や冷凍食品、また宇宙食などもインスタント食品のカテゴリーとして考えられる。

　インスタント食品は、即席で食べることができるため、災害の現場や非常食として備蓄されることもあり、すでに調理されているものをごく簡単な手法で食べることができるものである。また、電気・ガス・水道と、ライフラインが影響を受ける非常時では、お湯の入手が困難な場合が多いため、水でも食べられるインスタント食品の開発も進んでいる。

1）α 化 米

　生米を炊飯し、米のでんぷんがβ化する前に急速乾燥させたものがα化米である。一度、調理（炊飯）してあるので洗米、漬け置きの必要がない。また、乾燥してあるため長期保存が可能になる。α化米は湯を加えるか、簡単に煮るだけで食することが可能になる。

2）即 席 麺

　麺類では、即席ラーメンが代表的なもので、そのほか、うどん、ソバ、スパゲティなども市販されている。製麺後、熱で処理し、揚げる（瞬間油熱乾燥法）か、熱風乾燥（ノンフライ製法）する。また、袋麺に対して、食器として使用できる容器（カップ状の耐熱耐水容器等）に麺が入っており、事前にかやくや粉末スープが混ぜられているか、後から加えられているため、そのまま湯を注げば食することが可能になるカップ麺がある。

　「Withコロナ」によって袋麺の需要が大きく拡大し、2020年度の日本では、数量ベースで20億

食を超え、金額ベースで1500億円を超えている。同じく、カップ麺は数量ベースで40億食、金額ベースで5000億円に迫る勢いである。

3）即席味噌汁

即席味噌汁は、凍結乾燥法によって製造される。原料の味噌汁を製造し、味噌汁中の水分を氷点（共晶点）以下で凍結させ、その状態のまま昇華によって水分を除去・乾燥させる。水は大気圧（1013 hPa）の時100℃で沸騰するが、6.1 hPaまで圧力を下げると、水は0℃で沸騰する。0℃は氷点でもあるため、水は凍ったまま沸騰するという状態になる。一般の乾燥が液体から気体へ蒸発するのに対し、凍結乾燥法は氷である固体から水蒸気である気体へ昇華させる乾燥法である。昇華中の試料は−30℃前後となるため、食品成分の変化がほとんど起きず、香り、味、栄養価などが保持される。多孔質に乾燥するため、内部も十分に乾燥する。このため、酸化や細菌による腐敗もなく長期間の保存が可能になる。また、多孔質のため水や湯による復元が容易で溶解性がよい。

❸　レトルトパウチ食品

容器包装詰加圧加熱殺菌食品とは、食品衛生法により、「食品（清涼飲料水、食肉製品、鯨肉製品及び、魚肉練り製品を除く。）を気密性のある容器包装にいれ、密封した後、加圧加熱殺菌したもの」と定義されている。一方、レトルトパウチ食品とは、「レトルトパウチ食品品質表示基準」（平成12年12月19日農林水産省告示第1680号）によって、「プラスチックフィルム若しくは金属はく又はこれらを多層に合わせたものを袋状その他の形状に成形した容器（気密性及び遮光性を有するものに限る。）に調製した食品を詰め、熱溶融により密封し、加圧加熱殺菌したもの」と定義されている。すなわち、容器包装詰加圧加熱殺菌食品のうち、缶詰、瓶詰を除き、遮光性のある容器に詰められた食品が、レトルトパウチ食品に該当する。

レトルトパウチ食品は、原則として、容器内部の食品中央部において120℃で4分間、またはそれと同等の熱がかかる状態に加圧加熱して殺菌する。これにより、一般的な食中毒細菌の中で最も耐熱性の高いボツリヌス菌を殺菌できるとされる。ただし、完全に無菌にできるわけではない。

❹　コピー食品

他の食材に似せて、別の食材を用いて作った加工食品を指す。日本だと精進料理もコピー食品といえる。「精進」は仏教用語で、心身を浄めて仏道修行に励むことのほか、「美食を戒めて粗食をし、精神修養をする」という意味がある。そのため仏教の戒律に基づき、動物性の食品を使わず、野菜や穀物、豆類などの植物性の食品だけを使って調理した食事を精進料理と呼ぶ。つまり、植物由来の素材から動物由来の素材を模したコピー食品といえる。

一般的に、高価で手に入りにくい食材を、安価な食材で模して製造される。例えば、カニカマボコや人工イクラなどがあげられる。また、近年は人口爆発に対して、タンパク質の給源が確保できなくなることに備えて、人工肉、特に植物肉が開発されている。大豆や小麦などの植物性タンパク質を肉状に加工した食品で、代替肉とも呼ばれている。大豆由来の人工肉は、大豆ミートと呼ばれ、すでに市場に出回っている。

━━ コラム2　中　　食 ━━

　「中食」とは、飲食店等へ出かけて食事をする外食と、家庭内で料理を作って食べる内食の中間にあって、市販の弁当や惣菜、家庭外で調理・加工された食品をそのまま食べることや、これら食品の総称を指す。この中には、加工食品を購入し摂取することも含まれてくる。

　農林水産省が消費者を対象に行った調査によると、単身世帯では、月に1日以上の頻度で中食を利用する割合が年々増加している。中食を利用する理由については、「時間がない」「普段自分が作れないものが食べられる」等の割合が高くなっている。また、「調理・片付けが面倒」「自分で食事を作るより価格が安い」の割合も高くなっている。この結果は、総務省の家計調査においても、2人以上の世帯に比べ、弁当、おにぎり、サラダ等の支出金額が多く、極力手間がかからず経済的な食事として中食を利用している実態が伺える。このことは、簡単に食べられ、長期保存が効く加工食品の需要の高まることが想定される。

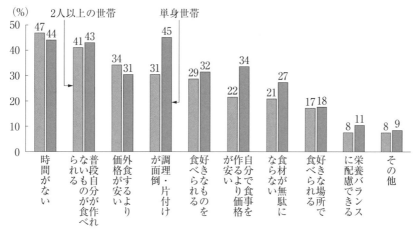

資料）農林水産省「食料・農業及び水産業に関する意識・意向調査」（平成27〔2015〕年3月公表）（組替集計）
注）消費者モニター987人を対象に行ったアンケート調査（回収率91.9%）

図　中食を利用する理由（世帯別）（複数回答）

引用・参考文献

Hall, K. D., Ayuketah, A., et al, 2019, Ultra-Processed Diets Cause Excess Calorie Intake and Weight Gain: An Inpatient Randomized Controlled Trial of Ad Libitum Food Intake, *Cell Metab.*, 30, pp.67-77

アクティブラーニング

1章　食料と環境問題

問1　わが国の食料需給に関する記述である。正しいものを1つ選びなさい。

(1)　食料需給表は、国民に供給された食料の総量を表しており、実際に国民が消費した食料の総量と同量になる。

(2)　品目別自給率とは、品目別の国内消費量に対する国内生産量の割合をいい、魚介類は米よりも高い。

(3)　食料自給率は、食料の国内生産と国内消費の関係を数値化したものである。国産供給熱量の割合で表すカロリーベースや国内生産額の割合で表す生産額ベースがあり、日本ではカロリーベースの方が高くなっている。

(4)　フードマイレージとは、食料の供給構造を重量と輸送距離との積で表す指標である。

(5)　食品ロス率とは、供給食料総量のうち、直接廃棄、過剰除去、食べ残しの重量の割合をいう。

2章　植物性食品の成分特性と加工特性

問2　穀類に関する記述である。正しいものを1つ選びなさい。

(1)　ソバは、イネ科の植物である。

(2)　米の第一制限アミノ酸は、トリプトファンである。

(3)　α化米は、米を炊飯した後急速凍結することで製造する。

(4)　米の古米臭の原因は、ペンタナールである。

(5)　ビタミンB_1含量は、七分搗き米に比べて五分搗き米の方が少ない。

問3　穀類に関する記述である。正しいものを1つ選びなさい。

(1)　ソバには、ルチンが含まれている。

(2)　米に含まれるタンパク質の大部分は、グロブリンである。

(3)　ソバのタンパク質は、グルテン形成能力が高い。

(4)　小麦粉は、灰分含量に基づいて、強力粉、中力粉、薄力粉などに分類される。

(5)　うるち米のでんぷんは、アミロペクチン100％である。

問4　穀類の加工品および加工法に関する記述である。正しいものを1つ選びなさい。

(1)　ビーフンの原料は、もち米である。

(2)　ポップコーンの製造には、トウモロコシの硬粒種が利用される。

(3)　焼酎、ビールなどの原料には、六条大麦が使われる。

(4)　中華麺が黄色くなるのは、小麦粉に含まれるフラボノイド色素が原因である。

(5)　道明寺粉のでんぷんは、アミロペクチン約80％を含んでいる。

問5　イモ類に関する記述である。正しいものを1つ選びなさい。

(1)　ジャガイモの芽や緑色化した部位には、ヤラピンが含まれる。

(2)　サツマイモは、発芽抑制を目的として放射線照射を行うことが認められている。

(3)　コンニャクイモに含まれるえぐみ成分は、ソラニンである。

(4)　サトイモの粘質物質は、ホモゲンチジン酸である。

(5)　キクイモの主要な多糖は、イヌリンである。

問6　イモ類に関する記述である。正しいものを1つ選びなさい。

(1) イモ類に含まれるビタミンCは、加熱調理による損失が少ない。

(2) サトイモの利用部位は、塊根である。

(3) キクイモはデンプンの原料となる。

(4) サツマイモは、10℃以下の貯蔵が適している。

(5) ジャガイモの切り口が茶色く変色するのは、非酵素的褐変による。

問7　乾燥大豆に関する記述である。正しいものを1つ選びなさい。

(1) 主成分はでんぷんとタンパク質である。

(2) スタキオースが含まれる。

(3) タンパク質の主体は、グリアジンとグルテニンである。

(4) ビタミンCが含まれる。

(5) 最も多く含まれる脂肪酸は、α-リノレン酸である。

問8　豆類およびその加工品に関する記述である。正しいものを1つ選びなさい。

(1) エダ豆（枝豆）は、日本食品標準成分表2020年版（八訂）では、豆類に分類されている。

(2) 木綿豆腐の製造では、絹ごし豆腐よりも濃度の高い豆乳に凝固剤を加えて凝固させる。

(3) 寺納豆は、煮大豆に納豆菌を接種し発酵させ、塩水を加えて熟成させたものである。

(4) 生湯葉は、豆乳を加熱した際に表面に生じる皮膜をすくい取ったものである。

(5) 小豆を煮ると、デンプン粒が脂質を包み込み、「あん」ができる。

問9　種実類に関する記述である。正しいものを1つ選びなさい。

(1) ニホングリは種実類の中でも脂質含量が高い。

(2) ナタデココはココナッツウォーターを酵母菌で発酵して製造する。

(3) ピーナッツはソバと並んで重篤なアナフィラキシーを誘発する食品である。

(4) ゴマ油は、特有の香りと酸化しやすい点が特徴である。

(5) アーモンドは堅果類に分類される。

問10　野菜類に関する記述である。最も適当なものを1つ選びなさい。

(1) 日本工業規格によって、規格を満たした農作物は有機JASマークが表示される。

(2) タマネギは、根菜類に分類される。

(3) 野菜はすべて低温貯蔵をすることで、保存性が高くなる。

(4) 野菜をぬか漬けにすると、ビタミンB群の量は増加する。

(5) 冷凍野菜は、ブランチング処理をして酵素を不活性化し、緩慢凍結した野菜である。

問11　野菜類に関する記述である。最も適当なものを1つ選びなさい。

(1) キャベツには、胃腸の働きを助けるルチンが含まれている。

(2) ホウレン草に含まれるクエン酸は、鉄やカルシウムの吸収を阻害し、えぐ味を示す。

(3) タケノコの水煮品で、節の間に析出している白い沈殿物は、アミノ酸のチロシンである。

(4) ニンニクに含まれるアリシンは、ビタミンDと結合し吸収効率を高める。

(5) ダイコンのイソチオシアネート類の生成は、葉に近い方が多い。

問12　野菜類に関する記述である。最も適当なものを1つ選びなさい。

(1) ダイコンとニンジンでもみじおろしを作ると、ビタミンCが分解され、含量は減少する。

(2) ゴボウに含まれる食物繊維のイヌリンは、グルコースの重合体である。

(3) キュウリには苦味成分として、クロロゲン酸が含まれる。

(4) トウガラシの辛味成分は、カプサンチンである。

(5) ブロッコリーは、花蕾よりもスプラウトの方がスルフォラファン量が多い。

問13　果実類に関する記述である。最も適当なものを1つ選びなさい。

(1) 果実類のうちレモンは、クライマクテリックライズが起こる。

(2) 低メトキシルペクチンを利用して作られるジャムは、常温で保存が可能である。

(3) かんきつ類は果皮をむくと10個程度のじょうのうが含まれている。

(4) グレープフルーツの特徴的な香気成分は、酢酸イソアミルである。

(5) 渋ガキは、不溶性タンニンを水溶性に変換することで、渋味を感じなくさせている。

問14　果実類に関する記述である。最も適当なものを1つ選びなさい。

(1) ブドウの主要な酸味成分は、酢酸である。

(2) イチジクには、タンパク質分解酵素のブロメラインが含まれている。

(3) バナナの香気成分は、シトルリンである。

(4) パインアップルの香気成分は、酪酸エチルである。

(5) イチゴとスイカの主要な赤色色素は、同じ成分である。

問15　キノコ類に関する記述である。正しいものを1つ選びなさい。

(1) シイタケの香気成分は、レンチナンである。

(2) キノコ類のうま味成分は、5′-イノシン酸である。

(3) シイタケを天日乾燥すると、紫外線によりビタミン D_3 が生成する。

(4) マツタケの香気成分は、1-オクテン-3-オールやケイ皮酸メチルである。

(5) キノコ類には、ビタミンCが豊富である。

問16　キノコ類に関する記述である。正しいものを1つ選びなさい。

(1) シイタケには、血中コレステロール低下作用のあるエリタデニンが含まれる。

(2) 乾燥キクラゲには、ビタミンEが豊富である。

(3) エノキタケは、プロテアーゼ活性が高い。

(4) マッシュルームは、溶血性タンパク質を含むため加熱して失活させる必要があり、生では摂取できない。

(5) キノコ類には主な糖として、マンノースが含まれる。

問17　藻類に関する記述である。正しいものを1つ選びなさい。

(1) 干しコンブの表面の粉末は、マンノースである。

(2) アルギン酸は、紅藻類に含まれる多糖類である。

(3) 紅藻類にはフィコエリスリンが含まれる。

(4) クロレラは、藍藻類である。

(5) ステンレス釜で処理したヒジキの鉄含量は、非常に多い。

問18　藻類に関する組み合わせである。正しいものを1つ選びなさい。

(1) テングサ―――カンテン

(2) コンブ―――グアニル酸

(3) フコイダン―――血圧上昇抑制

(4) アルギン酸―――アガロース・アガロペクチン

(5) 褐藻類―――フィコシアニン

問19　海藻類に関する記述である。正しいものを1つ選びなさい。

(1) 生のワカメの色素成分は、クロロフィル（緑）とタンパク質に結合したフコキサンチン（赤）により褐色を呈するが、数十秒湯通しするとフコキサンチンがタンパク質から離れ、クロロフィルの緑色に変化

する。

(2) 海苔のつくだ煮の原料となるのは、主にアオサである。

(3) カラギーナンのゲル化性を利用して、人工イクラや人工フカヒレが製造されている。

(4) 素干しワカメは、タンパク質含量が低く、アミノ酸スコアも低い。

(5) 藻類表面のぬめりは多糖類のペクチンである。

3章　動物性食品の成分特性と加工特性

問20　肉類およびその加工品に関する記述である。正しいものを１つ選びなさい。

(1) 豚脂は、牛脂よりも融点が高い。

(2) 加熱した肉の灰褐色は、オキシミオグロビンによる。

(3) ハムやソーセージの発色剤として、亜硫酸塩が用いられる。

(4) 豚肉は、牛肉に比べビタミン B_1 が多く含まれている。

(5) 羊肉は、１年未満の子羊肉であるマトンと成羊肉のラムに分けられる。

問21　肉類およびその加工品に関する記述である。正しいものを１つ選びなさい。

(1) 羊腸は、フランクフルトソーセージのケーシングに使われる。

(2) 死後硬直した食肉を２〜４℃で熟成させた時、解硬するのに要する時間は、牛で３〜５日、豚で0.5日、鶏で７〜10日かかる。

(3) ハム・ソーセージの桃赤色であるニトロソミオクロモーゲンのヘム鉄は二価鉄である。

(4) 豚肉において、「ばら」は脂質の割合が低い部位である。

(5) 肉を水とともに長時間加熱すると、筋原線維タンパク質がゼラチンとなる。

問22　肉類およびその加工品に関する記述である。正しいものを１つ選びなさい。

(1) ドメスティックソーセージの水分は 35 ％以下であり、長期保存性に優れている。

(2) 牛肉は、トランス脂肪酸を含有する。

(3) 食肉の保水性は、最大硬直期には最大であるが、食肉の熟成により低下する。

(4) 食肉が空気に触れた時の切断面の鮮赤色は、メトミオクロモーゲンによる。

(5) ボンレスハムは、豚肉のばら肉を原料とし、整形、塩漬、燻煙、加熱をしたものである。

問23　魚介類に関する記述である。誤っているものを１つ選びなさい。

(1) 戻りガツオとは、秋獲りの脂質量の多いカツオのことである。

(2) サケ、マスの普通肉は、もともと白身であるが、成長過程における食性の結果、カロテノイド類のアスタキサンチンによって赤色に染まる。

(3) マグロ、イワシ、サバといったいわゆる青魚には、n-6 系列より、n-3 系列の多価不飽和脂肪酸が多く含まれる。

(4) 生鮮魚においては、淡水魚はにおいが強く、魚臭物質は、ピペリジンである。一方、海水魚の魚臭物質は、トリメチルアミンである。

(5) ホタテやアサリには、グリコーゲン含量が非常に多い。

問24　水産物の加工・保存に関する記述である。正しいものを１つ選びなさい。

(1) 筋形質タンパク質を多く含む白身魚は、加熱するとほぐれやすくなるので、でんぶを作るのに適している。

(2) シメサバは、サバを食塩と酢でしめることで、pH が下がりタンパク質の酸変性により身が白くなり、食感が増し保存性がよくなる。

(3) すり身とは、１〜３％の食塩の添加により塩溶性の筋基質タンパク質がアクトミオシンを形成するこ

とで得られる粘着性をもった魚肉練り製品の原料である。

(4) K値は、ATPの分解物を定量して表され、20％以上であれば、刺身として提供できる。

(5) つくだ煮や干魚は、水分含量が20〜40％と高いが自由水の割合が高いため水分活性（Aw）が0.65〜0.85の食品を中間水分食品といい、微生物の生育が抑えられ保存性が高い。

問25 牛乳に関する記述である。正しいものを1つ選びなさい。

(1) 乳中の炭水化物のほとんどは、スクロースである。

(2) カゼインは、pH5.6で凝固するタンパク質である。

(3) 乳清タンパク質の約80％は、β-ラクトグロブリンである。

(4) 牛乳は、W/O型のエマルションである。

(5) 乳や乳製品には短鎖脂肪酸や中鎖脂肪酸が含まれ、乳製品特有の風味に関与している。

問26 乳と乳製品に関する記述である。正しいものを1つ選びなさい。

(1) 牛乳の成分規格は、乳固形分8.0％以上、うち乳脂肪分3.0％以上と定められている。

(2) LL牛乳とは、LTLT処理した牛乳を無菌的に充填したものである。

(3) アイスクリームの成分規格は、乳固形分10％以上、乳脂肪分3％以上とされている。

(4) ヨーグルトは、乳清タンパク質を沈殿させたものである。

(5) ナチュラルチーズは、牛乳などに凝乳酵素を用いて凝固させ、熟成させたものである。

問27 卵に関する記述である。正しいものを1つ選びなさい。

(1) 鶏卵の第一制限アミノ酸はトリプトファンである。

(2) 卵殻の表面に付着するクチクラは、水洗いしてもはがれにくい。

(3) 鶏卵の卵白には、脂質がほとんど含まれない。

(4) 卵白の主要タンパク質は、リポタンパク質である。

(5) 鶏卵は、腸炎ビブリオによって汚染されることがある。

問28 卵とその加工品に関する記述である。正しいものを1つ選びなさい。

(1) マヨネーズは、油中水滴型（W/O型）エマルションである。

(2) ピータンは、卵を酸で処理することによって作られる。

(3) 濃厚卵白は、卵の鮮度が低下すると増加する。

(4) 卵白が完全に凝固する温度は、卵黄よりも低い。

(5) 卵黄の乳化性には、ホスファチジルコリン（レシチン）という脂質が関与している。

4章 油 脂

問29 加工油脂に関する記述である。誤っているものを1つ選びなさい。

(1) バターは、原料の牛乳を攪拌（チャーニング）し、脂肪球を凝集させて作る。

(2) 水素添加する硬化油の製造過程でトランス型脂肪酸が生成することがある。

(3) ショートニングは水分や乳成分を含まない。

(4) ゴマ油は、融出法による。

(5) サラダ油は、ウインタリングにより脱ろう処理をする。

5章 調味料・香辛料・嗜好飲料・菓子類

問30 甘味料に関する記述である。正しいものを1つ選びなさい。

(1) 転化糖は、グルコースとガラクトースの等量混合物である。

(2) カップリングシュガーは、でんぷんとスクロースの混合液に酵素を作用させ、スクロースに数個のグ

　ルコースを結合させたオリゴ糖である。

(3) アスパルテームは、L–アスパラギン酸とL–グルタミン酸がペプチド結合した人工甘味料である。

(4) 甘茶の葉に含まれる甘味成分は、グリチルリチンである。

(5) 糖アルコールは、天然には存在せず、工業的に糖の還元により製造されている。

問31 嗜好飲料に関する記述である。正しいものを1つ選びなさい。

(1) 紅茶の水色は、アミノ・カルボニル反応による。

(2) ココアの苦みは、主にカフェインによる。

(3) 緑茶のうま味成分はテアニンで、覆い茶に多く含まれる。

(4) ウーロン茶は、後発酵茶である。

(5) 果汁入り飲料は、日本農林規格（JAS規格）では果汁を30％以上含む。

6章　微生物利用食品

問32 微生物利用食品に関する記述である。誤っているものを1つ選びなさい。

(1) 本みりんは、複発酵酒である。

(2) ビールは、単行複発酵酒である。

(3) ブランデーは、蒸留酒である。

(4) 清酒は、並行複発酵酒である。

(5) ワインは、単発酵酒である。

問33 微生物利用食品と用いる微生物との組み合わせである。最も適当なものを1つ選びなさい。

(1) ビール―――麹菌

(2) ワイン―――酵母

(3) 食酢―――乳酸菌

(4) みりん―――酢酸菌

(5) しょうゆ―――黒カビ

7章　加工食品

問34 加工食品に含まれる脂質に関する記述である。誤っているものを1つ選びなさい。

(1) 揚げ物の脂質の酸化は、長期冷凍保存することで抑制される。

(2) 炊飯後、でんぷんを急速乾燥させたものがα化米である。

(3) 精製油の酸化を防ぐためにα–トコフェロールが添加されている。

(4) レシチンは、乳化を目的とした食品添加物になっている。

(5) イワシの缶詰には、ドコサヘキサエン酸が含まれる。

● *解答・解説* （○は正しい選択肢）

問1解答 (4)

(1) 食料需給表は、食料供給側の総量であり国民健康・栄養調査をもとにした消費者側の視点の指標とは値が異なる。

(2) 米の品目別自給率は、ほぼ100％であり魚介類よりも高い。

(3) カロリーの高い食肉や油脂の輸入割合が高く、カロリーベースでの自給率は低い。

(4) ○　単位はt・km（トン・キロメートル）となる。

(5) 可食部でありながら廃棄や食べ残しとなる食品の割合である。

問2解答 (4)

(1) ソバは、タデ科の植物である。

(2) 米の第一制限アミノ酸は、リシンである。

(3) α化米は、米を炊飯した後急速乾燥することで製造する。

(4) ○　米の古米臭の原因は、ペンタナールである。

(5) ビタミンB$_1$含量は、七分搗き米に比べて五分搗き米の方が多い。

問3解答 (1)

(1) ○　ソバには、ルチンが含まれている。

(2) 米に含まれるタンパク質の大部分は、グルテリン系のオリゼニンである。

(3) ソバのタンパク質は、グルテン形成能力が低い。

(4) 小麦粉は、タンパク質含量に基づいて、強力粉、中力粉、薄力粉などに分類される。

(5) うるち米のデンプンは、アミロース約20％、アミロペクチン約80％である。

問4解答 (4)

(1) ビーフンの原料は、うるち米である。

(2) ポップコーンの製造には、トウモロコシの爆裂種が利用される。

(3) 焼酎、ビールなどの原料には、二条大麦が使われる。

(4) ○　中華麺が黄色くなるのは、アルカリ性のかん水が小麦粉のフラボノイド色素に作用するためである。

(5) 道明寺粉はもち米の米粉で、アミロペクチン100％である。

問5解答 (5)

(1) ジャガイモの芽や緑色化した部位に含まれる有毒成分はソラニンやチャコニンである。ヤラピンは、サツマイモの切断面に見られる乳液状の成分である。

(2) 放射線照射が認められているのは、ジャガイモのみである。

(3) コンニャクイモのえぐみ成分は、シュウ酸カルシウムである。

(4) サトイモの粘質物質は、ガラクタンである。ホモゲンチジン酸はえぐみ成分である。

(5) ○　イヌリンはキクイモに多く含まれる難消化性多糖類である。

問6解答 (1)

(1) ○　ジャガイモやサツマイモのビタミンCは加熱後の残存率が高い。

(2) サトイモの食用部位は塊茎である。

(3) キクイモの主要な多糖類はイヌリンであり、デンプンはほとんど含まれない。

(4) サツマイモは低温障害を起こしやすいことから、10～15℃の貯蔵が適している。

(5) ポリフェノールやチロシンがポリフェノールオキシダーゼにより酸化される酵素的褐変である。

問7解答 (2)

(1) 主成分はタンパク質と脂質である。デンプンはほとんど含まれない。

(2) ○　難消化性オリゴ糖のスタキオースやラフィノースを含む。

(3) グロブリン系のグリシニンとβ-コングリシニンである。

(4) 未熟の豆（エダ豆）やモヤシには含まれるが、乾燥大豆にはほとんど含まれない。

(5) リノール酸が半分を占め、次いでオレイン酸である。α-リノレン酸は 8.7 ％程度である。

問 8 解答　(4)

(1) エダ豆は、野菜類に分類される。

(2) 木綿豆腐は、絹ごし豆腐よりも濃度の低い豆乳に凝固剤を加え、圧搾・脱水させ成形する。

(3) 寺納豆には、納豆菌ではなく麹カビを用いる。

(4) ○　豆乳を加熱すると液表面の濃縮とタンパク質の熱変性が起こり、湯葉ができる。

(5) 糊化したデンプン粒を熱変性したタンパク質が包み込むので、でんぷん粒同士が結合を作らず「あん」にすることができる。

問 9 解答　(3)

(1) 日本グリは種実類の中でも炭水化物含量が高い。

(2) ナタデココはココナッツウォーターを酢酸菌で発酵して製造する。

(3) ○

(4) ゴマ油は、酸化的劣化に対して安定性が非常に優れている。

(5) アーモンドは核果類に分類される。

問 10 解答　(4)

(1) 有機 JAS マークは、日本農林規格（JAS 規格）による。

(2) タマネギは、茎菜類である。

(3) 低温障害を起こす野菜もあるので、すべてではない。

(4) ○　ぬかに含まれるビタミン B_1 や B_2 が野菜に移行して増加する。

(5) 冷凍野菜は、ブランチング処理後、急速凍結する。

問 11 解答　(3)

(1) キャベツに含まれる胃腸粘膜の新陳代謝を活発にする成分は、キャベジン（S-メチルメチオニン）である。

(2) ホウレン草に含まれる鉄やカルシウムの吸収阻害因子は、シュウ酸である。

(3) ○　タケノコの水煮の白い沈殿物はチロシンである。

(4) アリシンはチアミンと結合して吸収率の高いアリチアミンとなる。

(5) ダイコンの辛味成分イソチオシアネートは、葉から遠い方が多い。

問 12 解答　(5)

(1) ニンジンのアスコルビン酸オキシダーゼによりビタミン C の酸化が起こるだけで、減少はしない。

(2) イヌリンは、フルクトースの重合体である。

(3) キュウリの苦味成分は、ククルビタシンである。

(4) トウガラシの辛味成分はカプサイシンで、カプサンチンはカロテノイド系の赤色色素である。

(5) ○　ブロッコリースプラウトの方が、スルフォラファンが多い。

問 13 解答　(3)

(1) レモンなどのかんきつ類やブドウなどは非クライマクテリックライズ型の果実である。

(2) 高メトキシルペクチンを利用したジャムは、ゲル化のために砂糖を多く含むので水分活性が低くなり、常温保存が可能である。

(3) ○

(4) グレープフルーツの香気成分は、ヌートカトンである。

(5) 水溶性タンニンを不溶性にすることで渋味が感じなくなる。

問 14 解答　(4)

(1) ブドウの主な酸味は酒石酸やリンゴ酸である。

(2) イチジクに含まれるタンパク質分解酵素は、フィシンである。

(3) バナナの主な香気成分は、酢酸イソアミル、酪酸アミルである。

(4) ○

(5) イチゴはアントシアン系のカリステフィン、スイカはカロテノイド系のリコペンである。

問15解答 (4)

(1) シイタケの主な香気成分は、レンチオニンである。レンチナンは抗腫瘍作用を示す。

(2) キノコ類に特有のうま味成分は、5′-グアニル酸である。

(3) シイタケに含まれるエルゴステロールは、紫外線によりビタミンD_2（エルゴカルシフェロール）に変換される。

(4) ○

(5) キノコ類にはビタミンCはほとんど含まれない。

問16解答 (1)

(1) ○

(2) 乾燥キクラゲには、ビタミンD_2が非常に豊富である。

(3) 強力なプロテアーゼ活性をもつキノコは、マイタケである。

(4) マッシュルームは、生食可能なキノコである。

(5) キノコ類には、菌糖と呼ばれるトレハロースが含まれる。

問17解答 (3)

(1) 干しコンブの表面の白い粉の主成分は、マンニトールである。

(2) アルギン酸は、褐藻類の細胞壁に含まれる難消化性の複合多糖である。

(3) ○ 紅藻類には熱に不安定な赤色色素フィコエリスリンが含まれる。

(4) クロレラは、緑藻類である。

(5) ステンレス釜で処理したヒジキは、鉄釜で処理したものに比べ鉄含量が約9分の1である。

問18解答 (1)

(1) ○ テングサは、カンテンやところてんの原料となる。

(2) コンブのうま味成分は、グルタミン酸である。

(3) フコイダンには抗血液凝固作用や抗腫瘍作用がある。

(4) アルギン酸はD-マンヌロン酸とL-グルロン酸からなる。

(5) 褐藻類には、黄色のカロテノイド色素フコキサンチンが含まれる。フィコシアニンは藍藻類・紅藻類に含まれる青色色素。

問19解答 (1)

(1) ○ タンパク質から離れたフコキサンチンは橙黄色となりクロロフィルの緑がより鮮やかになる。

(2) 海苔のつくだ煮の原料は、ヒトエグサである。

(3) 人エイクラや人エフカヒレは、アルギン酸ナトリウム水溶液とカルシウムイオンによるゲル化を利用して製造される。

(4) 素干しワカメのタンパク質含量は、乾燥重量あたり13.6％で、アミノ酸スコアは100である。

(5) ペクチンは植物に含まれる多糖類だが、藻類のぬめりは多糖類のアルギン酸やフコイダンである。

問20解答 (4)

(1) 豚肉は、牛肉より多価不飽和脂肪酸であるリノール酸を多く含むため、融点が低い。融点は、牛脂で40〜50℃、豚脂33〜46℃である。

(2) 加熱した肉の灰褐色は、メトミオクロモーゲン（変性グロビンヘミクロム）である。

(3) ハムやソーセージの発色剤として、亜硝酸塩、硝酸塩が用いられる。

(4) ○ 豚肉にはビタミンB_1が多く含まれる。

(5) 羊肉は、1年未満の子羊肉であるラムと成羊肉のマトンに分けられる。

問21解答 (3)

(1) 羊腸は、ウインナーソーセージのケーシングに使われる。

(2) 解硬に要する時間は、2〜4℃で牛は約7〜10日、豚は約3〜5日、鶏は0.5日程度である。

(3) ○ ハム・ソーセージの桃赤色は、ニトロソミオクロモーゲン（変性グロビンニトロシルヘモクロム）で、ヘム鉄は二価鉄である。

(4)　豚肉において、「ばら」は脂質の割合が高い部位である。

(5)　水とともに加熱するとゼラチン化するのはコラーゲンである。

問22 解答 (2)

(1)　水分が35％以下で長期保存性に優れているのは、ドライソーセージである。

(2)　○　反芻動物の胃内に寄生する微生物は、シス型の不飽和脂肪酸からトランス型の不飽和脂肪酸を生成できるため、牛肉や乳製品には、トランス脂肪酸が含まれている。

(3)　保水性は屠畜直後が最大で、最大硬直期に最小となるが、熟成により一部回復する。

(4)　食肉は、切断して空気に触れると、ミオグロビンが空気中の酸素と結合（酸素化）し、鮮やかな赤色のオキシミオグロビンに変化する。

(5)　ボンレスハムは豚のもも肉が原料である。

問23 解答 (5)

(1)　○　春に北上する初ガツオは脂質が少なくあっさりとしている。

(2)　○　アミ類などの甲殻類のプランクトンを食べることで、アスタキサンチンが蓄積される。

(3)　○　青魚の魚油には、n-3系列の多価不飽和脂肪酸EPAやDHAが含まれる。

(4)　○　トリメチルアミンオキシドが分解されトリメチルアミンになる。

(5)　×　グリコーゲンの含量が特に多いのは、マガキやマボヤである。

問24 解答 (2)

(1)　筋形質タンパク質を多く含む赤身魚は加熱すると凝固し節となる。筋原線維タンパク質を多く含む白身魚はでんぶになる。

(2)　○　食塩で脱水変性し、酢で酸変性させる。

(3)　筋原線維タンパク質のアクチンとミオシンがアクトミオシンを形成する。

(4)　K値が20％以下であれば、刺身として利用できる。

(5)　結合水の割合が高いと水分活性（Aw）が低くなり保存性が高い。

問25 解答 (5)

(1)　乳中の炭水化物のほとんどは、ラクトース（乳糖）である。

(2)　カゼインは、pH4.6で等電点沈殿をする。

(3)　乳清タンパク質のうち、約半分（53％）がβ-ラクトグロブリンである。

(4)　牛乳は、乳中に脂肪球が分散しており、水中油滴型（O/W型）のエマルションである。

(5)　○

問26 解答 (5)

(1)　牛乳は、無脂乳固形分8.0％以上、乳脂肪分3.0％以上と定められている。

(2)　LL牛乳は、UHT処理をした牛乳を無菌充填することにより、室温で2～3カ月程度の保存を可能にしたものである。

(3)　アイスクリームは、乳固形分15％以上、うち乳脂肪分8％以上のものをいう。乳固形分10％以上、乳脂肪分3％以上のものは、アイスミルクである。

(4)　乳酸菌による乳酸の生成によって、乳のpHをカゼインの等電点に近づけることにより沈殿させたものである。

(5)　○　ナチュラルチーズは、乳にスターターや凝乳酵素を加えて凝固させ、熟成させたものである。凝乳酵素の作用によって、乳中のカゼインミセルは疎水化して凝固する。

問27 解答 (3)

(1)　鶏卵のアミノ酸スコアは100で、第一制限アミノ酸はない。

(2)　卵殻の表面に付着するクチクラは、水洗いすると容易にはがれる。

(3)　○　鶏卵の卵白は、主に水分とタンパク質からなり、脂質はほとんど含まれない。

(4)　卵白の主要タンパク質は、オボアルブミンである。

(5)　鶏卵は、サルモネラ菌によって汚染されることがある。

問 28 解答 (5)

(1) マヨネーズは、水中油滴型（O/W 型）エマルションである。

(2) ピータンは、卵をアルカリで処理することによって作られる。

(3) 濃厚卵白は、卵の鮮度が低下すると減少する。

(4) 卵白が完全に凝固する温度（80℃）は、卵黄（70℃）よりも高い。

(5) ○

問 29 解答 (4)

(1) ○

(2) ○

(3) ○

(4) ×　ゴマ油は、圧搾法または圧抽法によって抽出される。

(5) ○

問 30 解答 (2)

(1) 転化糖は、スクロースを加水分解したグルコースとフルクトースの等量混合物である。

(2) ○

(3) アスパルテームは、L-アスパラギン酸と L-フェニルアラニンのメチルエステルからなるジペプチド型の人工甘味料である。

(4) 甘茶の葉の甘味成分は、フィロズルチンである。

(5) ソルビトール、キシリトール、マンニトールなどは自然界に広く存在している。

問 31 解答 (3)

(1) 紅茶の水色は、酵素的褐変により生じたテアフラビン、テアルビジンによる。

(2) ココアの苦み成分は、テオブロミンである。

(3) ○

(4) ウーロン茶は、半発酵茶である。後発酵茶にはプアール茶などがある。

(5) 果汁入り飲料は、原材料に占める果汁の重量割合が、還元果汁を使用したものは 10 ％以上 100 ％未満、果実の搾汁を希釈したものは 10 ％以上のものをいう。

問 32 解答 (1)

(1) ×　本みりんは、混成酒である。

(2) ○

(3) ○

(4) ○

(5) ○

問 33 解答 (2)

(1) ビールは、ビール酵母でアルコール発酵を行う。

(2) ○

(3) 食酢は、酢酸菌でエタノールを酸化し、酢酸を生成する。

(4) みりんは、蒸したもち米、麹菌、焼酎またはアルコールを原料として糖化・熟成させて製造する。

(5) しょうゆの基本原料は、大豆、小麦、食塩、水で麹菌により発酵させる。

問 34 解答 (1)

(1) ×　冷凍庫内は湿度が低いことに加え、自由水が凍結して結合水化するため水分活性（Aw）が低くなり、Aw が 0.3 以下になると脂質の酸化は促進する。

(2) ○

(3) ○

(4) ○

(5) ○

索　引

編著者紹介

下橋　淳子（しもはし　あつこ）

駒沢女子大学人間健康学部健康栄養学科　教授

1983 年　日本女子大学大学院家政学研究科食物栄養学専攻　修了

著書（共著）

『管理栄養士・栄養士のための　食べ物と健康［食品学総論］』

『管理栄養士・栄養士のための　食べ物と健康［食品学各論］』

『新版 食べ物と健康［食品学総論］』

『新版 食べ物と健康［食品学各論］』

『食べ物と健康Ⅰ［食品学総論］』　　（いずれも八千代出版）

食べ物と健康Ⅱ［食品学各論］

2022 年 4 月 6 日　第 1 版 1 刷発行

編著者―下橋　淳子
発行者―森口恵美子
印刷所―美研プリンティング（株）
製本所―（株）グリーン
発行所―八千代出版株式会社

〒101
-0061　東京都千代田区神田三崎町 2-2-13

TEL　03-3262-0420
FAX　03-3237-0723
振替　00190-4-168060

＊定価はカバーに表示してあります。
＊落丁・乱丁本はお取替えいたします。

ISBN978-4-8429-1826-6　　　© 2022 A. Shimohashi et al.